广东省哲学社会科学规划一般项目（GD20CJY53）；
广东省教育科学"十三五"规划项目（419Q150）；
广东高校省级重点平台和重大科研项目（特色创新类项目）（2018GXJK239）；
四川省教育厅人文社科重点研究基地"工业设计产业研究中心"一般项目（GYSJ17–009）；
广东省高等教育教学改革类项目（SJY202002）资助。

人体参数模型在仿真人体模型人性化设计中的应用

张春红　著

吉林大学出版社

·长春·

图书在版编目（CIP）数据

人体参数模型在仿真人体模型人性化设计中的应用 /
张春红著 .— 长春 ：吉林大学出版社，2021.9
ISBN 978-7-5692-8873-5

Ⅰ．①人… Ⅱ．①张… Ⅲ．①人体模型－设计参数－
研究 Ⅳ．① R857.11

中国版本图书馆 CIP 数据核字（2021）第 189726 号

书　　名：人体参数模型在仿真人体模型人性化设计中的应用
RENTI CANSHU MOXING ZAI FANGZHEN RENTI MOXING RENXINGHUA SHEJI
ZHONG DE YINGYONG

作　　者：张春红　著
策划编辑：邵宇彤
责任编辑：卢　婵
责任校对：陈　曦
装帧设计：优盛文化
出版发行：吉林大学出版社
社　　址：长春市人民大街 4059 号
邮政编码：130021
发行电话：0431-89580028/29/21
网　　址：http://www.jlup.com.cn
电子邮箱：jdcbs@jlu.edu.cn
印　　刷：定州启航印刷有限公司
成品尺寸：170mm×240mm　　16 开
印　　张：14.75
字　　数：204 千字
版　　次：2021 年 9 月第 1 版
印　　次：2021 年 9 月第 1 次
书　　号：ISBN 978-7-5692-8873-5
定　　价：76.00 元

前　　言

　　仿真人体模型是在形态、结构和对外部环境反应等方面都与人体高度相似的智能化的"人体模型"，在现代科学领域中起着重要的作用。

　　世界各国对仿真人体模型的应用越来越广泛，对仿真人体模型的研究也从单一的几何形态仿生发展为形态、结构、功能等各方面的高度仿生。但是，就研究现状而言，我国仿真人体模型的设计仍然存在一些缺陷。首先，国际上通用的仿真人体模型是根据欧美国家人体尺寸所设计的，无法完全适用于我国的各种实验。因此，我国必须研制具有本国人体特征和独立知识产权的仿真人体模型。其次，仿真人体模型的设计缺乏人性化。其具体表现为以下方面：研制周期长，尤其是仿真人体模型的设计尺寸采集复杂，缓慢；未能实现批量生产和数字化生产，产品供不应求；等等。

　　为了提高我国仿真人体模型的人性化设计水平，本书运用人机工程学理论，分析了仿真人体模型人性化设计的内容。内容主要包括产品自身的人性化设计、设计过程的人性化设计以及生产过程的人性化设计三个部分。同时，借助人体参数基础理论，提出了具有我国人体特征的人体参数模型，并将其应用于仿真人体模型的人性化设计中，力图提高仿真人体模型的人性化设计水平：运用人体的外形参数模型、运动力学参数模型、组织等效参数模型能够更好地实现仿真人体模型的人性化设计；运用人体数字化参数模型能够更好地实现仿真人体模型的设计和生产过程的人性化设计。

在研究人体参数模型在仿真人体模型人性化设计中的应用时，重点阐述了人体数字化参数模型在设计过程中人性化设计的应用，其主要方法和步骤如下：

（1）对人体参数测量数据进行相关分析和回归分析。通过研究人体各环节主要参数与人体身高和体重两个基本尺寸的相关关系，并对其进行回归分析，建立以身高和体重为自变量，人体各环节主要参数尺寸为因变量的回归方程，并进行检验。

（2）建立人体各环节主要参数的查询系统。依据回归方程，采用VC++工具，开发了一个人体各环节主要参数的查询系统，方便仿真人体模型设计尺寸的查询和计算，从而大大缩短了设计周期。

（3）仿真人体模型的数字化设计。采用计算机辅助设计软件来实现数字化设计。利用计算机进行模拟、仿真、评价、分析和修改，增强了设计的可视化程度，降低了成本，并大大提高了设计的品质和效率。

最后本书介绍了虚拟仿真人体模型，以SAMMIE、Jack为例介绍了常用的计算机仿真人体系统软件，并以定量分液乳液泵设计为例，运用Jack软件进行了相关研究，得到设计切入口，设计出合理的设计方案。

本书出版来源于广东省哲学社会科学规划一般项目（GD20CJY53）、广东省教育科学"十三五"规划项目（419Q150）、广东高校省级重点平台和重大科研项目（特色创新类项目）（2018GXJK239）、四川省教育厅人文社科重点研究基地"工业设计产业研究中心"一般项目（GYSJ17-009）、广东省高等教育教学改革类项目（SJY202002）资助。

张春红

2021 年 4 月

目　录

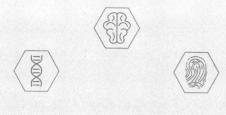

第 1 章 绪论

1.1 仿真人体模型的背景

随着社会的发展和科技的不断进步，在当今"以人为本""人性化"的设计理念中，人的生命被视为世界上最宝贵的财富，人机工程学的研究显得尤为必要，受到了各行各业的高度关注。因此，在研究人—机—环境系统相互关系时，处处要以"人"为中心，若危及人的健康和生命，就不能以人为试验品。这时，各种类型的仿真人体模型应运而生了，如高速运载工具（汽车、火车、飞机和航天器等）安全仿真人体模型、辐照仿真人体模型、医学训练仿真人体模型等。

1.1.1 仿真人体模型简介

仿真人体模型（anthropomorphic phantom）也称假人（dummy），是现代生命科学、医学、物理学、材料学、计算机及制造科学的交叉学科的产物，融合了理、工、医等学科，给现代人类提供了新的思维理念、新的科学工程实验方法和新的科技产品。仿真人体模型是人—机—环境系统相互联系的"桥梁"，是形态高度人型化、结构功能仿生化、对外部环境反应智能化的"人体替身"，是各种物质波（辐射、振动、超声、微波、热力学等）作用的"稳定受体"，是危险场所进行人体模拟的"实验工具"，是具有传感、自适应、自调节、损伤程度自我评价的"智能测量仪器"[1]。仿真人体模型包括实物模型和虚拟模型。实物模型主要应用于测试实验中，如图 1.1 所示为汽车碰撞使用的仿真人体模型。虚拟模型也叫数字模型，其更多应用于计算机辅助仿真分析等，如图 1.2 所示。本书前面 4 章的研究均是针对实物模型，第 5 章则主要针对虚拟仿真模型。

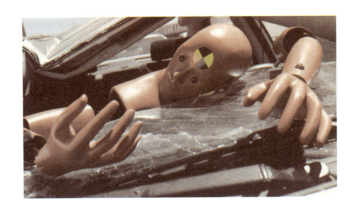

图 1.1 汽车碰撞实验用仿真人体模型

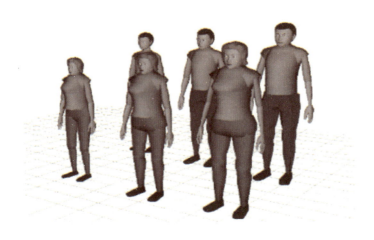

图 1.2 Jack 仿真软件里的仿真人体模型

根据我国仿真人体模型学科的带头人林大全教授提出的人体模型相似性原理，仿真人体模型具有以下五大特性[1]。

（1）外部形态与人体的相似性。

（2）材料组织的等效性。

（3）内部结构的仿生性。

（4）物质能量信息传递的可测试性。

（5）人体损伤及安全的可评估性。

目前，仿真人体模型主要扮演着五个重要角色：医院每天的第一个病人，进行仪器的性能检验（图 1.3）；新的医疗方法的第一批受试者，检验它的科学性、安全性和实用性（图 1.4）；军事装备的第一批参战人员，检验武器的杀伤能力和防护器材的防护能力（图 1.5）；高速运载工具的第一批乘客，以检验其安全性、舒适性和生命保障系统（图 1.6）；旅游区、新建筑的第一批游客和住户，以便对它的辐射水平、安全性进行客观评价[2]（图 1.7）。

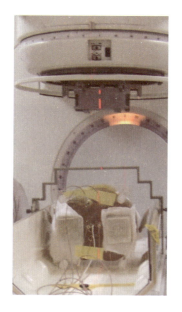

图 1.3　用于适形调强放疗剂量验证的仿真人体模型

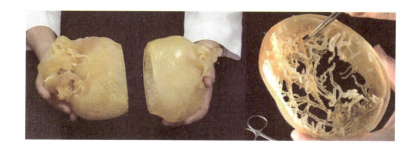

图 1.4　连体婴儿分离前模拟手术的仿真人体模型

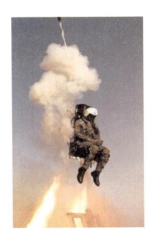

图 1.5　火箭座椅弹出试验用的仿真人体模型

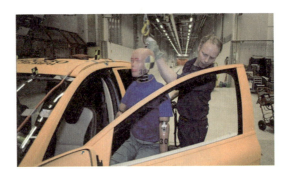

图 1.6　测试汽车安全性的仿真人体模型

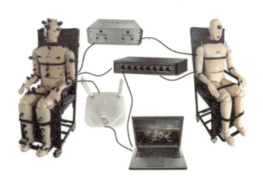

图 1.7　室内空调舒适性评价的仿真人体模型

仿真人体模型的这种桥梁、替身、稳定受体和工具的作用，决定了它广泛的市场需求。目前它已成功应用于医学工程、安全工程、环境工程、军事工程和人机工程等领域，成为国家科技水平、综合国力的重要体现。

1.1.2　仿真人体模型的发展简史

模型原理起源于中国古代，发展于现代的欧洲。模型方法是人类在长期科学实践和工程实践的过程中创造的科学认识论和方法论，它有着悠久的历史，至今仍发挥着巨大的作用。

我国的《后汉书》和《旧唐书》中分别记载了青铜浑天仪、黄道游仪的模型制作过程。1027 年，北宋翰林医官、医学家王惟一设计制造出了世界上最早的医学训练人体模型——天圣针灸铜人。该铜人仿成年男子而制，全裸直立，身高 162 cm，胸围 88.6 cm，共有穴位 657 个，穴名 354 个。其四肢内有木刻骨骼，体腔内有木制脏腑，躯壳由前后两件构成，可分可合。躯壳外刻有穴位名，各穴均与体内相通，外涂黄蜡，内灌水或水银，用针刺中穴位，则液体溢出，稍有偏差则针不能入，因而可作教学训练或考试之用。

1686 年，牛顿首次提出了相似论，指出要正确地使用模型方法，除几何相似之外，还必须精确地描述原型与模型之间的相似条件，诸如运动、动力、时间、应力场相似等。其逐渐成为一种严格的科学研究方法，被西方人广泛应用于科学研究和工程设计中。

欧美国家从 20 世纪 40 年代就开始了对仿真人体模型的研究。世界上第一个安全仿真人体模型叫萨姆塞拉（Sierra Sam）[3]，是美军于 1949 年专门为其飞机的弹射座椅测试设计的。20 世纪 50 年代美国安德森研究所（Alderson Research Laboratories）研究出了用于弹射实验的人体模型 GARD-CG[4]。

1960 年，美国 RSD 公司的安德森教授和美国通用汽车一起发明了混合 I 型仿真人体模型（Hybrid I dummy），之后美国航天局在此基础上加以改进推出了混合 II 型仿真人体模型（Hybrid II dummy），并广泛用于汽车和航空航天试验。为进一步提高生物仿真性，1976 年，通用汽车（GM）公司开发出生物保真度和伤害预测能力较高的混合 III 型仿真人体模型（Hybrid III dummy）[5]。荷兰（研发出 TNO 仿真人体模型）、瑞典和日本等国家也仿照这些人体模型制造了类似的仿真人体模型。1983 年美国开发了肢体约束评估人体模型（lim restraint evaluator）用于弹射实验，1989 年美国研制出先进的改进型动态仿真人体模型（advanced dynamic anthropomorphic manikin, ADAM）用于弹射实验，这些仿真人体模型都采用欧美人的参数，如 ADAM 仿真人体模型具有第 3 百分位和第 97 百分位美国飞行员的外形尺寸。

1980 年，在我国首次开展了仿真辐照人体模型研究。1992 年，国际辐射单位和测量委员会（ICRU）第 48 号报告将我国研制的仿真人体模型命名为成都剂量体模（Chengdu Dosimetric Phantoms），是向全世界推荐的新型辐射剂量体模之一。1998 年，朱西产[6] 等缩放 Hybrid III 50 百分位仿真人体模型建立了中国体征 5 百分位女性、50 百分位和 95 百分位男性多刚体仿真人体模型，通过对比中国仿真人体模型和 Hybrid III 仿真人体模型的正面碰撞仿真分析结果，得出两者损伤差异不大的结论。2008 年，白中浩[7] 等基于我国 1988 年人体测量尺寸，也采用了缩放 Hybrid III 仿真人体模型的方法，建立了中国 50 百分位男性多刚体仿真人体模型，在进行正面碰撞分析时发现，中国仿真人体模型的头颈损伤指标明显高于 Hybrid III 仿真人体模型，由此可见，Hybrid III 仿真人体模型不能准确反映中国人体头颈的损伤状况。有限元仿真人体模型结构复杂，但该模型材料参数设置可使其与真实人体运动响应特性更接近，因此逐渐得到了更广泛的应用。陈爽、袁中凡[8] 等针对中国 95 百分位人体与 Hybrid III 50 百分位仿真人体模型体征类似的特点，对 Hybrid III 仿真人体模型进行分解重构，建立了中国 95 百分位仿真人体模型，并进行仿真标定试验，验证结果显示基于 Hybrid III 50 百分位仿真人体模型开发的中国 95 百分位仿真人体模型，在力学性能上与实际人体有一定的相似性，但响应时间方面仍存在不足。

1.1.3　仿真人体模型的国内外研究现状

1. 国外研究现状

2000 年以后，仿真人体模型的研制又有了新的发展，出现了新一代的仿真人体模型。2003 年，与美国的国家高速公路交通安全部签约的 GESAC 公司成功研制出新一代仿真人体模型 THOR[8]。它比 Hybrid Ⅲ装有更多的传感器。其脊柱和骨盆具有松散和直坐两种姿势，可以用来研究高速公路发生车辆碰撞时，不同坐姿下乘员的损伤情况。而另一种新一代仿真人体模型 OCATD 是具有更高生物逼真性的仿真人体模型，它选用塑料骨架，外面包裹合成的肌肉，目的是基于对肌肉和皮下组织的研究，开发出一种可以根据乘员的身体参数来展开和配置的气囊。目前，美国第一技术安全系统公司（First Technology Safety System,FTSS）已成功研制了应用 iDummy 系统的具有高度智能化、高度集成化和高度封装性的智能化仿真人体模型 [8]。它将数据采集装置全部置于仿真人体模型内部，大大简化了对仿真人体模型的操作。这些新一代的智能化仿真人体模型具有与真人一样的外形和骨骼，还装配了各种各样的传感器，用于测试各种部位碰撞的数据。利用现代传感技术，它们能够定量、精确地测试人体某个部位所受冲击力的大小，如图 1.8 所示。

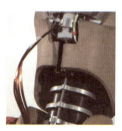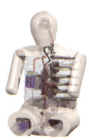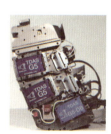

（a）应用 iDummy 系统的线路（b）64 通道 iDummy 系统（c）应用 iDummy 系统的 WorldSID

图 1.8　应用 iDummy 系统的仿真人体模型

除了美国以外，荷兰 TNO 公司研制出符合欧洲人体尺寸的仿真人体模型 EUROSID-1（欧洲侧碰仿真人体模型）、TNO-10 座椅安全带动态试验仿真人体模型等。EUROSID-1 仿真人体模型为第 50 百分位成年男性仿真人体模型，可用来测量单个肋骨的加速度和变形值，还可以测量腹部穿透力及臀部载荷，具有较高的仿生性，已经广泛应用于欧洲。

2. 国内研究现状

我国仿真人体模型的发展起步较晚。由于欧美人的体形和各种参数与中国人有很大的差异，且仿真人体模型进口价格昂贵，研制具有中国人人体特征的仿真人体模型刻不容缓。

在我国，几个高校和科研单位针对仿真人体模型从不同的侧面进行了研究。原吉林工业大学采用多刚体动力学原理建立了一般人体二维仿真模型，开发出汽车碰撞过程中人体仿真程序。湖南大学采用有限元的方法对一般人体颈部动力学响应特性进行了分析。清华大学成立汽车碰撞实验室，对混合Ⅲ型仿真人体模型（Hybrid Ⅲ dummy）的内部结构及标定方法进行了较深入的研究 [9]。四川大学于 2001 年 8 月首次在国内研制出中国汽车安全试验仿真人体模型，经中国汽车质量检测中心检测达到国际体模检验要求。四川大学 2002 年承担了空军总装备部航空弹射救生仿真人体模型研究子课题，已完成了人体结构制造，仿生皮肤肌肉的研制，传感器安装设计。2004 年又成功为上海比亚迪汽车有限公司研制了汽车碰撞试验仿真人体模型，如图 1.9 所示。2005 年为中国直升机设计研究所研制了直升机防坠毁仿真人体模型。

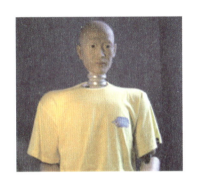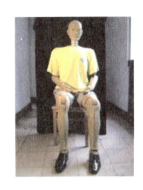

图 1.9　汽车碰撞试验仿真人体模型

　　近年来，有关中国仿真人体模型的研究仍在继续。2014 年以来，曹立波[10]等基于 Hybrid Ⅲ 50 百分位仿真人体模型建立了中国 5 百分位、50 百分位和 95 百分位仿真人体头部有限元模型，并在 3 种不同冲击速度下进行跌落仿真试验研究，将其与 Hybrid Ⅲ 仿真人体模型对比，发现采用非均一缩放方法获得的仿真人体头部模型更符合中国人体特征[11]。2018 年，解文娜[12]通过中外仿真人体模型损伤响应差异的显著性论证了开发中国人体特征仿真人体模型的必要性。

　　3. 存在问题

　　从国内外的研究现状可知，仿真人体模型的研究已经取得了喜人的成绩，但也存在一些问题：首先，仿真人体模型费用昂贵，在国外一个仿真人体模型的价格可以达到十几万甚至三十几万元，在国内一个仿真人体模型的价格也可达到八万元左右[1]，昂贵的价格严重阻碍了仿真人体模型的推广；其次，仿真人体模型的设计还不够人性化，如研制周期较长，尤其是仿真人体模型的尺寸获取阶段需要大量的时间，生产过程缓慢，目前仿真人体模型还未能实现批量生产和数字化生产，导致仿真人体模型的价格昂贵，并处于供不应求的状态。

1.1.4　仿真人体模型的发展趋势

仿真人体模型是理、工、医学等学科交叉的产物。随着社会的不断发展和"以人为本""人性化"设计要求的提高，仿真人体模型的发展需要各门学科的专家相互合作，研制出更加人性化的仿真人体模型。人性化是仿真人体模型的发展趋势，具体体现在以下几个方面[13]，如图 1.10 所示。

（1）高度的仿生性。除了提高外形、结构的仿生性，还必须研制具有生物力学等效性的仿生材料、仿生关节及智能化的传感测试系统。

（2）高度智能化。高度智能化包括测量的智能化，采用新型传感器件、内置式信号采集和存储系统，并且具有与计算机联机进行再分析的功能。

（3）产品的系列化。研制多种百分位、功能和结构的仿真人体模型。

（4）产品的商业化。仿真人体模型已经发展成为一个产业，其应用范围也在不断扩大，如航空安全、汽车安全、辐射研究和医疗教育等多个行业。

（5）产品生产的数字化。通过快速制造技术和计算机控制技术，实现仿真人体模型的批量生产。

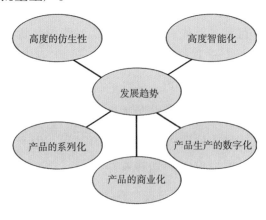

图 1.10　仿真人体模型的发展趋势

1.2　人体参数模型在仿真人体模型人性化设计中的应用

仿真人体模型是研究人—机—环境系统相互关系的重要桥梁，具有广泛的应用领域。仿真人体模型虽然是人体的模型，但也是一种产品。因此，在当今"以人为本"的设计理念中，仿真人体模型的设计同样必须人性化，必须优先考虑人的因素，这些"人"包括产品的设计者、生产者、使用者和受用者。

由前面分析可知，目前我国仿真人体模型的设计还存在不够人性化的地方。为了提高我国仿真人体模型的人性化设计水平，本书通过对仿真人体模型人性化设计的分析，指出把人体参数模型贯穿仿真人体模型人性化设计的过程具有重要的科学价值和意义：通过运用人体的外形参数模型、运动力学参数模型、组织等效参数模型能够提高仿真人体模型产品自身的人性化设计水平，运用人体的数字化参数模型能够提高仿真人体模型的设计过程和生产过程的人性化设计水平。同时，为了设计的方便，开发了一个各环节主要参数的查询系统：根据性别、类别（成人、儿童）以及身高和体重两个基本参数，可方便查询设计所需要的仿真人体模型的各环节的主要参数，大大缩短了尺寸设计阶段的时间，从而缩短了仿真人体模型的开发周期，也为仿真人体模型的自动化制造和实现批量生产提供了便利，大大缩短了仿真人体模型的研制周期，加快了仿真人体模型的研制进程。

本书结合目前国内外仿真人体模型的研究成果，通过运用人体参数模型来提高仿真人体模型的人性化设计水平。主要内容涵盖以下几个方面。

（1）提出"人性化"设计思想。"人性化"中的"人"包括产品的设计者、生产者、使用者和受用者。分析了人性化设计的原因和原则，指出人性化设计要以人机工程学为理论依据。

（2）通过对人体参数基础理论的分析，提出了人体参数模型。

①对人体测量学中的测量术语、影响人体尺度差异的主要因素、人体

参数测量的内容和方法以及人体参数测量中的主要统计函数进行分析，详细研究了人体参数各测量变量之间的相关关系，并简单分析了人体参数测量数据的应用与管理。

②分析了人体的几何表达，包括骨骼和关节、肌肉和皮肤。研究了人体关节、关节类型、关节运动以及关节的运动约束，分析了人体关节具体的运动形式和运动范围。

③概述了仿真人体模型的人性化设计所运用的四个参数模型：人体外形参数模型、人体运动学参数模型、人体组织等效参数模型和人体数字化参数模型。

（3）分析了仿真人体模型人性化设计的内容。提出仿真人体模型的人性化设计主要包括三个方面：产品自身的人性化设计，设计过程的人性化设计，生产过程的人性化设计。

（4）详细分析了人体参数模型在仿真人体模型人性化设计中的应用。

①运用人体参数模型提高仿真人体模型产品自身的人性化设计水平。

a.人体外形参数模型的应用是提高产品自身人性化设计水平的基础阶段。

b.人体运动力学参数模型的应用是提高产品自身人性化设计水平的中级阶段。

c.人体组织等效参数模型是提高产品自身人性化设计水平的高级阶段。

②运用人体数字化参数模型实现设计过程的人性化设计。

a.通过运用人体数字化参数模型，实现获取设计尺寸的人性化。

具体步骤如下：

首先，通过对人体尺寸的分析与处理，得出了各环节尺寸与身高和体重两个基本尺寸之间存在密切的相关关系。

其次，利用 Excel、EViews 等软件进行了回归分析，得到了相应的回归方程并进行了显著性检验。

最后，开发了一个以性别、类别以及身高、体重两个基本尺寸为依据的各环节主要参数的查询软件。

　　b. 运用人体的数字化参数模型，借助计算机辅助设计软件，可以实现仿真人体模型的数字化设计。

　　③运用人体数字化参数模型实现生产过程的人性化设计。运用人体数字化参数模型，借助快速制造技术和计算机控制技术能够实现仿真人体模型的自动化制造，实现批量生产。这是仿真人体模型的未来生产趋势。

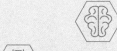
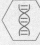

第 2 章　人机工程学与人性化设计

2.1　人机工程学概述

人机工程学是研究人、机及其环境之间相互关系的学科。它起源于欧洲，形成于美国，发展于日本，作为一门独立的学科已有 50 多年的历史。在其自身的发展过程中，逐步打破了各学科之间的界限，并有机地融合了各相关学科理论，从而形成了一门研究和应用都极为广泛的综合性边缘学科 [14]。由于该学科的研究内容的综合性、应用范围的广泛性，它的命名具有多样化的特点 ①。本书采用人机工程学这一名称。

2.1.1　人机工程学的定义

与该学科的命名一样，人机工程学的定义也不统一。美国人机工程学家查里斯·C. 伍德（Charles C. Wood）、W. B. 伍德森（W. B. Woodson），著名的美国人机工程学及应用心理学家 A. 查帕尼斯（A. Chapanis）等都给人机工程下了相应的定义。其中，国际人类工效学学会（International Ergonomics Association, IEA）为人机工程学下了最权威、最全面的的定义：研究人在某种工作环境中的解剖学、生理学和心理学等方面的因素，研究人和机器及环境的相互作用，研究在工作中、生活中和休假时怎样统一考虑工作效率 、人的健康、安全和舒适等问题的学科。《中国企业管理百科全书》将人机工程学定义为，研究人和机器、环境的相互作用及其合理结

---

① 在欧洲称为 ergonomics（类工程学或工效学）；在美国称为 human factors、human factors engineering（人类因素学或人类因素工程学）；在日本称为人间工学；在我国人机工程学起步较晚，名称繁多，除普遍采用的"人机工程学""工效学"外，常见的名称还有"人体工程学""人类工程学""工程心理学""机械设备利用学""宜人学""人的因素"等。

合，使设计的机器与环境系统适合人的生理、心理等特点，达到在生产中提高效率、安全、健康和舒适的目的。

尽管不同领域所下的定义不同，但都有两个共同点：①以人的生理、心理特性为依据；②研究如何达到安全、健康和舒适及工作效率最优化的目的。因此，人机工程学也可定义为，按照人的特性设计和改善人—机—环境系统的科学。

2.1.2　人机工程学的起源与发展

从广义上说，从人类开始制造工具起，就存在着一种人机关系。这是一种最原始、最简单的"人机关系"——人与器具之间的相互依存和制约的关系。"工欲善其事，必先利其器"，此道理很早就被我们的祖先所认识，而把人机关系作为一门科学加以研究和应用则是近代的事。从总体上看，人机工程学的研究和发展大致可分为以下三个阶段。

1. 经验期——以"人如何适应机器"为特点进行研究

这一阶段（大致从 19 世纪末到第二次世界大战之前）的主要特点是，通过选拔和训练，使人适应机器。其中，比较典型的是"铁锹作业试验研究"。1898 年，美国学者泰勒（Trederick W. Taylor）对铁锹的使用效率进行研究，他用形状相同而铲量不同的四种铁锹（每次可铲质量分别为 5,10,17 和 30 kg），分别去铲同样一堆煤，如图 2.1 所示 [15]。试验结果显示，用铲量为 10 kg 的铁锹铲煤效率最高。该试验开创了人机学研究的先河。继之，吉尔布雷斯（Frank B.Gilbreth）通过高速摄影机将建筑工人的砌砖动作拍摄下来，并对其中的有效动作和无效动作进行分析研究，提出合理方案，从而使工人的砌砖速度提高了近 3 倍。泰勒和吉尔布雷斯的试验研究成果为人机学的建立奠定了基础。

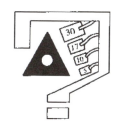

图 2.1　铁锹作业试验

2. 创建期——以"机器如何适应人"为特点进行研究

这一阶段（从第二次世界大战延续到 20 世纪 50 年代末）的主要特点是，重视设计中"人的因素"，力求使机器适应于人。在这个阶段中，由于战争的需要，军事工业得到了飞速发展，武器装备变得空前庞大和复杂，由于设计时忽视"人的因素"，事故率大大增加。据统计，美国在第二次世界大战期间发生的飞机事故中，90% 是人为因素造成的[①]。图 2.2 所示为二战期间战斗机内部操控台设计。人们在屡屡失败中逐渐认识到，只有当武器装备的设计符合使用者的生理、心理特性和能力限度时，才能发挥其高效能，避免事故的发生。于是，对人机工程学的研究，从使人适应机器转入了使机器适应人的新阶段。从此，工程技术才真正与生理学、心理学等人体科学结合起来。

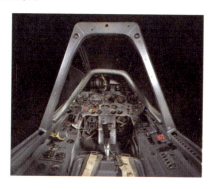

图 2.2　二战期间战斗机内部操控台设计

① 曹祥哲 . 人机工程学 [M]. 北京：清华大学出版社，2018.

3. 成熟期——以"人—机—环境"系统为特点进行研究

这一阶段（从 20 世纪 60 年代至今）主要是把人—机—环境系统作为一个统一的整体来研究，以创造最适合人工操作的机械设备和作业环境，使人—机—环境系统相协调，从而获得系统的最高综合效能：高效、安全、经济。

20 世纪 60 年代，由于科学技术的进步，人机工程学获得了更多的发展机会。同时，在科学领域中，由于控制论、信息论、系统论和人体科学等学科中新理论的建立，在人机工程学中应用"新三论"来进行人机系统的研究便应运而生了。图 2.3 所示即在这个时期美国亨利·德累夫斯（Henry Deryfuss）事务所的人机工程学实验。目前，人机工程学已被广泛应用于国防、交通运输、工业、航天航空、农业、建筑等各个领域。

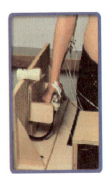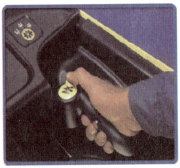

图 2.3　美国亨利·德累夫斯（Henry Deryfuss）事务所的人机工程学实验

我国的人机工程学研究起步较晚，但发展较快。1980 年建立全国人类工效学标准化技术委员会，至 1988 年已制定相关国家标准 22 个。1989 年成立中国人类工效学学会。目前，我国人机工程学已应用于许多部门，如铁路、冶金、运输、工程机械、机床设计、航天航空、医药等，并取得了不少可喜的成绩。

2.1.3　人机工程学的研究内容与方法

1. 研究内容

根据国家军用标准"人—机—环境系统工程术语"（GJB 897A—2004），人机工程学的研究内容可以用图 2.3 来表示。它包括七个方面：人的特性研究、机器的特性研究、环境的特性研究、人—机关系的研究、机—环关系的研究、人—环关系的研究和人—机—环系统总体性能的研究[16]。

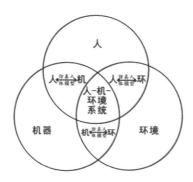

图 2.3　人—机—环境系统研究内容图

（1）人的特性研究。主要包括人的工作能力研究，人的基本素质的测试与评价，人的体力负荷、智力负荷和心理负荷研究，人的可靠性研究，人的数学模型（控制模型和决策模型）研究，人体测量技术研究，人员的选拔和训练研究。

（2）机器特性研究。研究人机工程相关的机器特性及其建模技术。

（3）环境特性研究。研究人机工程相关的环境特性及其环境建模技术。

（4）人—机关系研究。主要包括静态人—机关系研究、动态人—机关系研究和多媒体技术在人—机关系中的应用 3 个方面。静态人—机关系研究主要有作业域的布局和设计，动态人—机关系研究主要有人机功能分配研究（人体功能比较研究、人体功能分配方法研究、人工智能研究）和人—机界面研究（显示和控制的人—机界面设计及评价技术研究）。

（5）人—环关系研究。主要包括环境因素对人的影响、个体防护及救生方案的研究。

（6）机—环关系研究。研究人机工程相关的机—环关系及特性。

（7）人—机—环境系统总体性能研究。主要包括人—机—环境系统总体数学模型的研究，人—机—环境系统全数学模拟、半物理模拟和全物理模拟技术的研究，人—机—环境系统总体性能（安全、高效、经济）的分析、设计和评价，虚拟现实（virtual reality）技术在人—机—环境系统总体性能研究中的作用。

其中，在研究人—机—环境系统的过程中，仿真人体模型是重要的桥梁，是我们研究人机工程学的有力工具。

2. 研究方法

人机工程学的多学科性、交叉性、边缘性的特点决定了其研究方法的多样性。目前常用的研究方法[12, 17]如图2.4所示，具体如下。

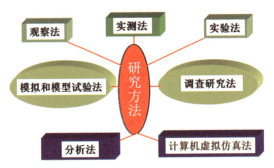

图2.4　常用的研究方法

（1）调查研究法。该方法包括简单的访问、专门调查、非常精细的评分、心理和生理学分析判断以及间接意见和建议分析，如图2.5所示。对于设计而言，专门的调查包含文献调查、市场调查、用户调查，如图2.6所示。

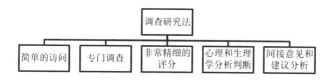

图 2.5　调查研究法内容

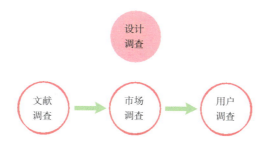

图 2.6　设计调查内容

（2）观察法。该方法是为了研究系统中人和机的工作状态，对人的行为表现、活动规律进行观察、记录，如图 2.7～图 2.8 所示。

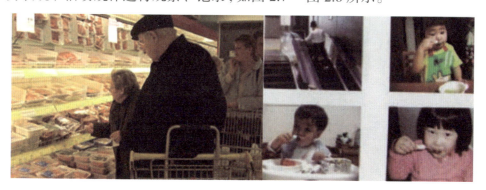

图 2.7　观察

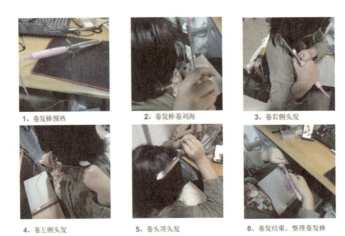

1、卷发棒预热　　　2、卷发棒卷刘海　　　3、卷右侧头发

4、卷左侧头发　　　5、卷头顶头发　　　6、卷发结束，整理卷发棒

图2.8　记录（卷发棒操作过程）

（3）测量法。这是一种借助器械设备进行实际测量的方法，常用于人的生理特征方面的研究。常用的测量工具有人体测高仪、人体测量用直角规和人体测量用弯角规等。图2.9所示为人体测量图例。

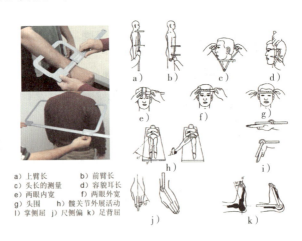

a）上臂长　　　　　b）前臂长
c）头长的测量　　　d）容貌耳长
e）两眼内宽　　　　f）两眼外宽
g）头围　　h）髋关节外展活动
i）掌侧屈　j）尺侧偏　k）足背屈

图2.9　人体测量图例

（4）实验法。实验法就是在人为设计的环境中，测试实验对象的行为或反映。一般在实验室进行，但也可以在作业现场进行。通常这些实验数

据都比较多且乱，因此常常要借助统计学的方法进行分析处理。图 2.10 所示为在实验室做图标眼动实验环境，图 2.11 所示为眼动实验结果的部分热点图。

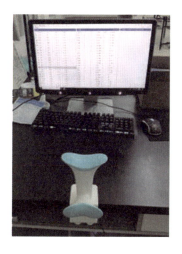

图 2.10　眼动测试实验室

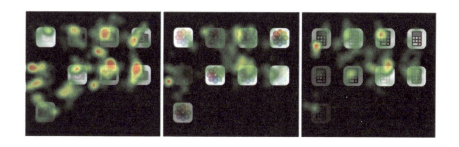

图 2.11　眼动实验结果的部分热点图

（5）模拟和模型试验法。试验法主要是通过模拟器或者模型来进行模拟试验。模拟方法包括各种技术和装置的模拟，如操作训练模拟器、机械的模型以及各种人体模型等。图 2.12 所示为我国汽车安全评价的碰撞典型实例。

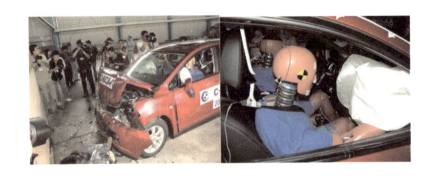

图 2.12　我国汽车安全评价的模拟试验

（6）计算机虚拟仿真法。该方法是利用各种技术，在计算上利用系统的数学等模型进行虚拟仿真性实验，如图 2.13 所示。

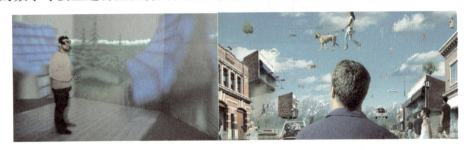

图 2.13　正在进行虚拟仿真性实验的人

（7）分析法。分析法是在上述各种方法中获得了一定的资料和数据后采用的一种研究方法。目前常用的分析法主要有瞬间操作分析法、知觉与运动信息分析法、动作负荷分析法、频率分析法、危象分析法以及相关分析法。其中，用相关分析法能够确定两个以上的变量之间是否存在统计关系，从而可以对变量进行描述和预测，或者从中找出相关的规律。例如，本书中对人的上躯干长和身高与体重进行了相关分析，从而可以用身高、体重的参数来描述人的上躯干长。图 2.14 所示为用 EViews 软件进行的我国成年男性上躯干长与身高和体重的回归分析图。

```
Dependent Variable: Y
Method: Least Squares
Date: 06/01/21   Time: 16:21
Sample: 1 28
Included observations: 28
```

Variable	Coefficient	Std. Error	t-Statistic	Prob.
C	33.13206	7.516195	4.408089	0.0002
X1	0.095179	0.005978	15.92133	0.0000
X2	0.377982	0.043050	8.780057	0.0000

R-squared	0.997555	Mean dependent var	216.0357
Adjusted R-squared	0.997360	S.D. dependent var	14.54618
S.E. of regression	0.747416	Akaike info criterion	2.356567
Sum squared resid	13.96576	Schwarz criterion	2.499303
Log likelihood	-29.99193	Hannan-Quinn criter.	2.400202
F-statistic	5100.869	Durbin-Watson stat	0.724378
Prob(F-statistic)	0.000000		

图 2.14　我国成年男性上躯干长与身高和体重的回归分析

2.2　人性化设计

任何一种产品的出现都是为人的需要而设计的，是"为人而设计"的，这是设计永恒的主题 [19]。因此，从本质上说，在产品塑造的过程中，任何观念的形成均需以"人"为基本的出发点。这种强调以"人"为中心，把"人"的因素放在首位的设计思想就是人性化设计的理念。人性化的设计理念是 20 世纪八九十年代以来现代设计发展的一种典型特征和趋势。

2.2.1　人性化理论基础

人性化设计的理论基础是科学人本主义 [20]。科学人本主义的代表者、人本主义心理学的奠基人——马斯洛，于 1943 年首次用需求层次理论来解释人们的动机，他将人们的需求分为生理需求、安全需求、归属与爱的需求、尊重需求、自我实现需求这样由低到高的五个需求层次，如图 2.15 所示。生理需求比较容易满足，心理需求却很难达到完全满足的程度，而一旦人的低层次需求得到满足时，人的本性就会驱使人产生追求如何生存得更好的各种需求。

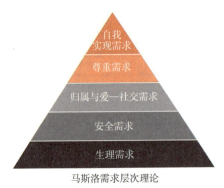

马斯洛需求层次理论

图 2.15　马斯洛需求层次理论

科学人本主义强调以人为本的思想，充分重视人的主观性、意愿、观点和情感。它主张任何人造物的设计（或非物质设计）必须以人的需求和人的生理、心理因素即人的因素为设计的第一要素，而不是技术、形式或其他。

2.2.2　人性化设计概述

所谓人性化设计是使设计在满足人基本需求的同时，能给人带来或轻松愉快，或亲切温馨，或幽默有趣，或惊诧，或其他意想不到的心理感受和情感体验，让冷冰冰的设计富于生命感和人情味[21]。它是一种以人为本，设计为人的设计理念。设计词典中对人性化设计的定义如下：一种注重人性需求的设计，又称为人本主义设计。在设计中首要考虑的是人的因素，如人—机关系、产品使用者的需求动机、使用环境对人的影响等。使人和产品有良好的、恰当的互动关系。人本主义设计的核心思想是使所设计的产品充分符合人性要求，全面尊重使用者的人格和生理及心理需要，使人的生活更加方便、舒适和体面。

不同时期、不同环境、不同人对人性化设计的理解和看法不同，但其本质都是一样的：以"人"为中心。这个"人"包括产品的设计者、生产者、使用者和受用者。在设计过程中，必须全面满足这些"人"的生理和心理需要、物质和精神需要，特别是注重精神层面的需要，这是人性化设计的核心[22]。人性化设计在遵循这个以"人"为核心的主导思想下，还应兼顾人、机、环境三个要素应具备的各自功能及其相互关系，经过不断修正和完善三要素的结构方式，最终设计出一个具有最优组合方案的优秀的人—机—环境系统。仿真人体模型的人性化设计同样必须以设计者、生产者、使用者和受用者这些"人"的因素为中心。

2.2.3　人性化设计产生的原因

人性化设计的产生是多种因素综合作用的结果，有社会的、个体的原因，也有设计本身的原因。归结起来，主要是以下三个方面的原因[23]。

1. 社会生产力的推动

当社会经济发展处于较低水平时，人们对产品的要求仅是简单实用。当社会经济水平达到一定程度时，人们就会对产品产生更高的要求：除了满足实用之外的，还要满足更多心理的、精神层次方面的需求，设计要实用，更要适用。不仅要适用，还要在设计中赋予更多审美的、情感的、文化的、精神的内涵。因而，20 世纪八九十年代设计的人性化趋向的出现是必然趋势。正如美国设计家普罗斯所说的"人们总以为设计有三维：美学、技术和经济。然而更重要的是第四维：人性"[24]。

2. 人类内在需求层次上升的需要

设计的目的在于满足人的生理和心理需求，需求成为人类设计的原动力。需求的产生和满足推动设计向前发展，同时影响和制约设计的内容和方式。马斯洛提出的需求层次理论，提示了人性化设计的实质。人类设计由简单实用到除实用之外蕴含各种精神文化因素的人性化走向正是这种需求层次逐级上升的反映。虽然人类高级的精神需求的满足不一定全通过设计物品来实现，但作为人类生产方式的主要载体——设计物，它在满足人类高级的精神需求，协调、平衡情感方面的作用却是毋庸置疑的。设计的人性化因素的注入，绝不是设计师的"心血来潮"，而是人类需求的自身特点对设计的内在要求。

3. 对设计理性化的反拨

由德国包豪斯设计学院创立和倡导的现代主义设计风格以其高度统一、理性化的特征和冷漠的面孔征服了全世界，但在创造巨大的社会财富的同时，也受到了自我意识不断增强的新一代消费者的批评、指责和发难。作为对过分理性化设计的反拨，后现代主义等一系列强调装饰和人性化的设计便应运而生，且受到消费者的欢迎。以德国西柏林为中心的设计家组成的"新德国设计"流派就公开反对以兰姆斯为代表的正统德国设计，强调设计的生动性和人性化的特点。对沉闷的、冷漠的、理性的设计发起强烈攻击。一方面是自我意识不断增强、消费口味不断变化的消费者，一方面是过于刻板、冷峻、理性的设计，其结果必然是选择变化、突破——由理性化走向感性化，由非人性化走向人性化。

2.2.4　人性化设计的原则

人性化设计作为一种现代设计理念，主要包含以下基本观点，这些观点应用于设计实践，便是人性化设计的基本原则[19]。

（1）产品设计必须为人类社会的文明、进步做出贡献。图 2.16 所示为古代卫生间到现代卫生间的演变，体现了如厕文明的进步。

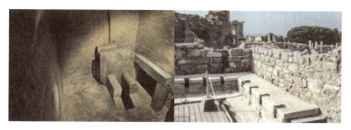

（a）古代卫生间

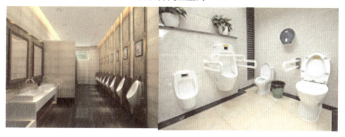

（b）现代卫生间

图 2.16　古代卫生间到现代卫生间的演变

（2）以人为中心展开各种设计思考，克服形式主义或功能主义错误倾向。设计的目的是为人而不是为物。图 2.17 所示为荷兰"线龟"缠线器设计。

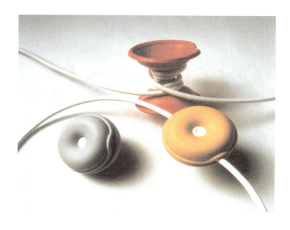

图 2.17　荷兰"线龟"缠线器

（3）设计首先是为了提高人们的生活品质，而不是为少数人的利益服务。图 2.18 所示为中国高铁，高铁的设计结束了人们出行困难的历史，提升了大多数人的生活品质。

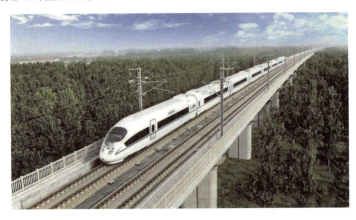

图 2.18　中国高铁

（4）注意研究人的生理、心理和精神文化的特点和需求，用设计的手段和产品的形式予以满足。图 2.19 所示为日本"苍鹭"台灯设计。

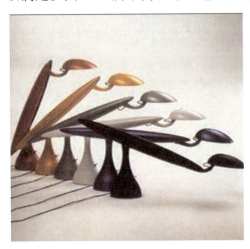

图 2.19　日本"苍鹭"台灯

（5）要使设计充分发挥体现个人与社会、物质与精神、科学与美学、技术与艺术等方面关系的作用。图 2.20 所示为作者指导学生设计的智能垃圾分类回收站（设计师：卢雅芝）。

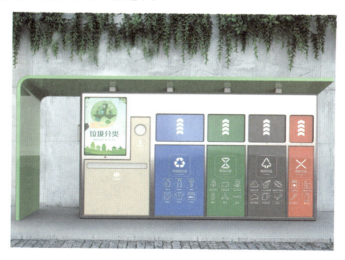

图 2.20　智能垃圾分类回收站

（6）要充分发挥设计的文化价值，把产品与影响和改善提高人们的精神文化素养、陶冶情操的目标结合起来。图 2.21 所示为 2014 年获 Good Design Award 的人行天桥设计，该设计巧妙地连接了附近的设施，为人们提供了安全、宽敞、方便行人的互联通道。桁梁结构支撑着其前所未有的大跨度，连接着相邻的目的地，提供了宽敞舒适的通道。人们可以通过骨架结构欣赏繁忙的城市景观，达到陶冶情操的目的。

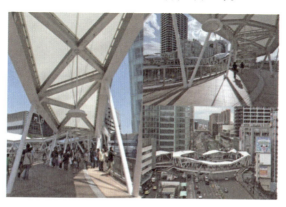

图 2.21　2014 年获 Good Design Award 的人行天桥设计

（7）把设计看成沟通人与物、物与环境、物与社会等的桥梁和手段，从人—产品—环境—社会的大系统中把握设计的方向，加强人机工程学的研究应用。如图2.22所示，VARI Chair 充分考虑了人机工程学，研制了舒适的椅子。

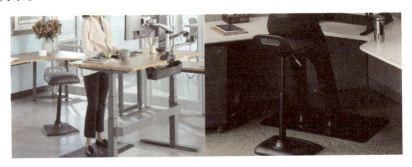

图 2.22　VARI Chair 设计

（8）人性化的设计观念中，把设计放在改造自然和社会，改造人类生存环境的高度加以认识，因此要使产品尽可能具备更多的易为人们识别和接受的信息，提高其影响力。如图2.23所示，Ocean Community 旨在应对海平面上升的未来机动性愿景。可以将海洋作为生活空间，将灾区变成可居住的空间。它们可以支持海洋新社区的发展，成为沿海城市的自然延伸。

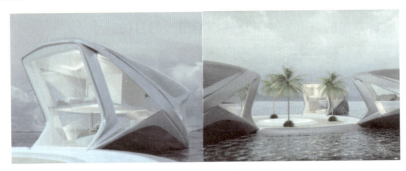

图 2.23　Ocean Community 设计

（9）用主动、积极的方式研究人的需求，探索各种潜在的愿望，去"唤醒"人们对美好的追求，而不是充当被唤醒者。因此，应坚持设计的

创造性，积极主动地进行开发性设计。图 2.24 所示为针对摆摊经济进行的
共享摆摊椅设计。

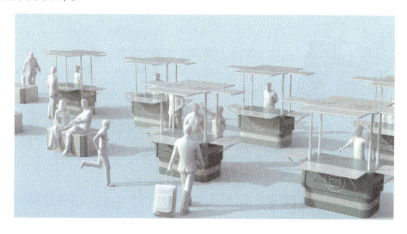

图 2.24　共享摆摊椅

（10）时时处处为消费者着想，为其需求和利益服务，并协调好消费
者、生产者和经营者相互之间的关系。图 2.25 所示为单手晾晒的袜子夹
设计。

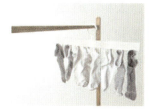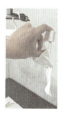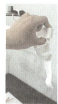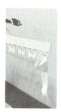

图 2.25　单手晾晒的袜子夹设计

（11）人性化的设计观念是一种动态的设计哲学，它不是固定不变的，
随着时代的发展，人性化设计的观念要不断地加以充实和提高。如图 2.26
所示，随着时代的变化，支付方式也更加人性化，具有多种支付方式。

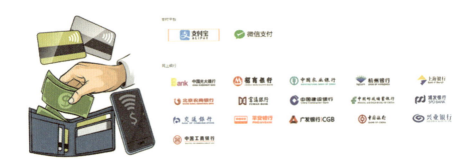

图 2.26 多种支付方式

在仿真人体模型和其他产品的人性化设计过程中，必须遵循这些设计原则，才能够设计出具有优秀性能的人—机—环境系统，让仿真人体模型或其他产品更好地为人类服务。

2.3 人机工程学与人性化设计的关系

人机工程学与人性化设计有着密切的关系，人机工程学是人性化设计的理论依据。人机工程学中各种人的因素，如感知、视觉、听觉、运动特征、心理和环境等都是人性化设计的依据，进行人性化设计先要对人机工程学的原理和方法进行研究。人性化设计则是人机工程学不断发展的表现，是人机工程学的发展方向。在其发展过程中，两者相辅相成，相互促进。

2.3.1 人机工程学为人性化设计提供理论依据

1. 为人性化设计中考虑"人的因素"提供人体尺度参数

应用人体测量学、运动力学、生理学、心理学等学科的研究方法，提供人体及各部分的长度、质量、体表面积、质心、转动惯量以及人体各部分在活动时的相互关系和可及范围等人体结构特征参数，还提供人体各部分的出力范围、活动范围、动作速度、动作频率、质心变化以及动作时的习惯等人体机能特征参数，分析人的视觉、听觉、触觉以及肤觉等感觉器的机能特性，分析人在各种劳动时的生理变化、能量消耗、疲劳机理以及人对各种劳动负荷的适应能力，探求人在工作中影响心理状态的因素以及心理因素对工作效率的影响，等等。如图 2.27 所示为坐立姿两用控制台的尺寸设计依据。

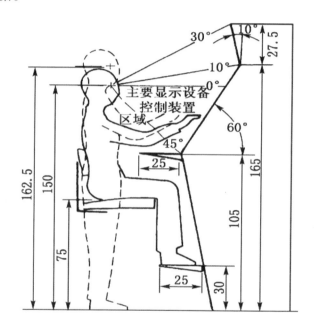

图 2.27　坐立姿两用控制台的尺寸设计依据

2. 为人性化设计中"物"（机）的功能合理性提供科学依据

人性化设计必须借助人机工程学的原理和方法来实现"物"与人相关的各种功能的最优化，创造出与人的生理、心理机能相协调的"物"。通常，在考虑各种由人使用或操作的部件功能时，如信息显示装置、操纵控制装置、工作台和控制室等部件的形状、大小、色彩及其布置方面的设计基准，都必须以人机工程学提供的参数和要求为设计依据。图 2.28 所示为为戴眼镜客户设计的头戴式耳机，通过耳机上的缺口设计为戴眼镜用户提供了零压感的体验。

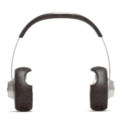

图 2.28　为戴眼镜客户设计的头戴式耳机

3. 为人性化设计中"环境因素"提供设计准则

通过研究人体对环境中各种物理、化学因素的反应及适应能力，分析声、光、热、振动、粉尘和有毒气体等环境因素对人体的生理、心理以及工作效率的影响程度，确定了人在生产和生活活动中所处的各种环境的舒适范围和安全限度，从保证人体的健康、安全、舒适和高效出发，为人性化设计中考虑"环境因素"提供了分析评价方法和设计准则。图 2.29 所示为为应对儿童游泳、运动、出汗等情况，设计的具有全密封防水结构的电话手表。

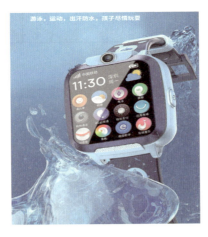

图 2.29　为儿童设计的可防水电话手表

4. 为进行"人—机—环境"系统设计提供理论依据

"人—机—环境"系统中人、机、环境三个要素之间相互作用、相互依存的关系决定着系统总体的性能。通常是在明确系统总体要求的前提下，着重分析和研究人、机、环境三个要素对系统总体性能的影响，应具备的各自功能及其相互关系，经过不断修正和完善三要素的结构方式，最终确保系统最优组合方案的实现。图 2.30 所示为综合考虑人—机—环境系统提供的尺寸设计依据。这正是人机工程学为人性化设计提供的独特的设计方法和有关理论依据。荣获 Red Dot 2019 产品设计奖的商汤科技 SenseRover X 自动驾驶小车也是综合考虑人—机—环境系统设计的代表性产品，如图 2.31 所示。

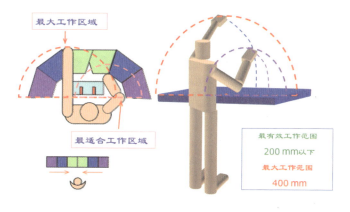

图 2.30　环境系统一体化研究

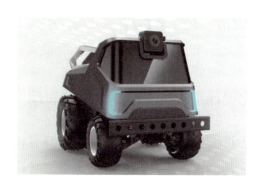

图 2.31　SenseRover X 自动驾驶小车

5. 为"以人为本"的设计思想提供工作程序

一项符合人性化的设计必然是人、环境、技术、经济、文化等因素巧妙平衡的产物。在各种制约因素中，能否找到最佳平衡点，就是看是否坚持"以人为本"的主导思想。"以人为本"的主导思想具体表现在各项设计均应以"人"为主线，将人机工程学理论贯穿设计的全过程。在人性化设计全过程的各个阶段，都必须进行人机工程学设计，以保证产品使用功能得以充分发挥。在现代室内设计中，"以人为本"的设计需要考虑全面，才能设计出满意的方案，如图2.32所示为基于人机工程学设计的客厅空间设计方案。

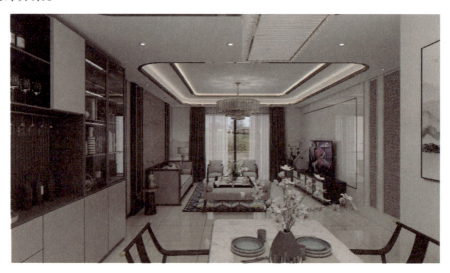

图2.32 基于人机工程学设计的客厅方案设计

2.3.2 人性化设计是人机工程学发展的表现

由本章第一节人机工程学的起源和发展，我们不难发现：随着人机工程学的不断发展，产品的人性化设计水平也越来越高。从最开始的"人适应机器"到"机器适应人"，再到"人—机—环境整个系统的研究"，是人性化设计程度越来越高的体现。因此，人性化设计是人机工程学发展的趋势和表现，推动人机工程学不断向前发展。人性化设计要求人机工程学的研究要时刻"以人为本"，为人机工程学的发展指明了方向。

2.4　本章小结

本章介绍了人机工程学的定义、起源和发展；概述了人机工程学的研究内容和方法；同时，阐述了人性化设计的定义、原因以及设计原则；最后分析了人机工程学和人性化设计的关系。

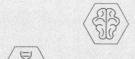

第 3 章　人体参数基础理论

研制仿真人体模型的人性化设计首先要正确研究人体的各种参数。通过人体参数测量和数据的处理，得到仿真人体模型设计所需要的尺寸；对人体几何表达的分析，包括人体骨骼和关节、肌肉和皮肤的分析，为研制仿真人体模型提供了重要的参考。同时，为了便于仿真人体模型的人性化设计，需要建立各种相应的人体参数模型。

3.1　人体参数测量与数据处理

人性化仿真人体模型的设计首先需要正确地确定人体的几何尺寸和惯性参数（人体质量、质心位置及转动惯量的总称）等。测量人体的科学称为人体测量学（anthropometry）[25]。它主要研究人体参数测量和观察方法，并通过人体整体测量和局部测量来探讨人体的特征、类型、变异和发展规律[26]。通过人体测量学来研究人的形态特征，才能为各种安全设计、工业设计和工程设计提供人体测量数据。

我国国家标准中，为使用人体测量仪对成人和青少年进行测量规定了测量方法[27]。其中，对被测者的基本姿势、测量基准面、测量方向、支撑面、被测者衣着、测量值读取精度等多方面进行了规定。只有在满足这些条件的前提下，测量方法才是有效的，测量所得到的数据才是有价值的。

3.1.1　人体测量的基本术语

1. 测量基本姿势

人体测量的基本姿势主要有直立姿势（简称"立姿"）和坐姿两种。《用于技术设计的人体测量基础项目》（GB/T 5703—2010）中对它们作了如下定义[27]：

（1）立姿。身体挺直，头部以法兰克福平面定位，眼睛平视前方，肩部放松，上肢自然下垂，手伸直，掌心向内，手指轻贴大腿侧面，左、右足后跟并拢，前端分开大致呈 45° 夹角，体重均匀分布于两足。

（2）坐姿。躯干挺直，头部以法兰克福平面定位，眼睛平视前方，膝弯屈大致成直角，足平放在地面上。

无论处于何种测量姿势，身体都必须保持左右对称。由于呼吸而使测量值有变化的测量项目，应在呼吸平静时进行测量。

2. 测量基准面

人体测量基准面的定位是由三个互为垂直的轴（铅垂轴、纵轴和横轴）来决定的。人体测量中设定的轴线和基准面如图 3.1 所示 [12]。

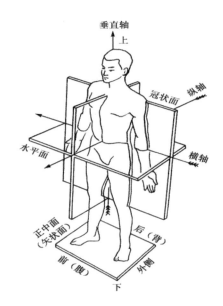

图 3.1 人体测量中设定的轴线和基准面

（1）铅垂轴。上下通过人体并垂直于水平面的一切轴线，都称为铅垂轴或垂直轴。

（2）矢状轴。前后穿过人体并垂直于冠状面的轴线，称为矢状轴或纵轴。

（3）冠状轴。左右通过人体并垂直于矢状面的轴线，称为冠状轴或横轴、额状轴。

（4）矢状面。通过铅垂轴和纵轴的平面及与其平行的所有平面都称为矢状面。

（5）正中矢状面。在矢状面中，把通过人体正中线的矢状面，称为正中矢状面。正中矢状面将人体分成左、右对称的两部分。

（6）冠状面。通过铅垂轴和横轴的平面及与其平行的所有平面都称为冠状面。冠状面将人体分成前、后两部分。

（7）水平面。与矢状面及冠状面同时垂直的所有平面都称为水平面。水平面将人体分成上、下两部分。

（8）眼耳平面。通过左、右耳屏点及右眼眶下点的水平面称为眼耳平面或法兰克福平面，如图 3.2 所示。

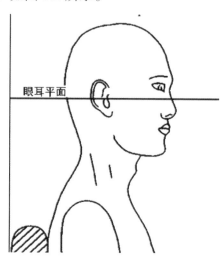

图 3.2 眼耳平面

3. 测量方向

（1）在人体上、下方向上，将上方称为头侧端，将下方称为足侧端。

（2）在人体左、右方向上，将靠近正中矢状面的方向称为内侧，将远离正中矢状面的方向称为外侧。

（3）在四肢上，将靠近四肢附着部位的称为近位，将远离四肢附着部位的称为远位。

（4）对于上肢，将挠骨侧称为挠侧，将尺骨侧称为尺侧。

（5）对于下肢，将胫骨侧称为胫侧，将腓骨侧称为腓侧。

4. 其他

人体测量时，立姿时站立的地面或平台以及坐姿时的椅平面应是水平的、稳固的、不可压缩的。

要求被测量者裸体或穿着尽量少的内衣（如只穿内裤和汗背心）测量。在后者情况下，测量胸围时，男性应撩起汗背心，女性应松开胸罩后进行测量。

此外，测量值的读数精度，线性测量项目为 1 mm，体重为 0.5 kg。

3.1.2　人体尺度的差异性

人体尺度一般是指人体所占有的三维空间，包括人体高度、宽度和胸廓前、后径，以及人体各部分肢体的大小等。通常由直接测量的数据通过统计分析得到[28]。人体尺度随国家、地区、种族、性别、年龄、职业、健康状况和生活状况等不同而有差异，因此在研制我国仿真人体模型时，不能直接用国外的人体参数，而必须以我国人体的尺寸特征为设计依据。

1. 年龄差异

人的体形随着年龄的增长而变化，从婴儿时期到儿童时期，再到成人时期，人的体形发生了显著的变化。大量的研究结果表明人的身高增长到20 至 25 岁时基本停止，而在 35 至 40 岁时身高开始减小，女性比男性更为明显[29]。而与身高不同，一些身体尺寸如体重和胸围可一直变大，直到约 60 岁才开始下降。

由于年龄的差异性，在研制仿真人体模型时，也要分成人、儿童、婴儿仿真人体模型，如图 3.3 所示。

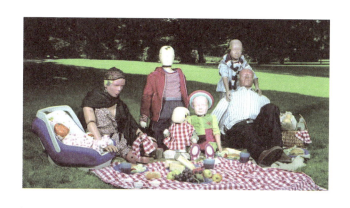

图 3.3　不同年龄的碰撞仿真人体模型

2. 性别差异

在男性与女性之间，人体尺寸、体重、躯干外形和比例关系都有明显差异。一般情况下，成年男性比成年女性身材更高大，而 12 岁的女孩平均来看又要比同年龄男孩身材高大，体重更重。因为 10 ～ 12 岁是女性身体成长最快期，男性身体成长最快期则在 13 ～ 15 岁。平均而言，成年女性的身体尺寸约是成年男性相应身体尺寸值的 92%[30]。尽管通常情况下，成年男性的大多数长度方向的人体尺寸大于成年女性[31]，但在某些人体尺寸上，如大腿围长测量值，在两性间并没有显著差异；而且，成年女性的一些尺寸如胸厚、臀宽，要比男性的大。

在讨论因性别不同而引起的身体尺寸差异时，还必须注意如下几点：

（1）性别差异的程度因种族不同而又有所不同。比如，有研究人员发现美洲印第安人两性在身体尺寸上的差异明显大于欧洲人两性在身体尺寸上的差异；而后者又明显大于非洲人两性身体尺寸上的差异[31]。

（2）一般而言，男性上肢和下肢长度所占的身体比例较大，这两个身体尺寸在绝对值上也比女性的对应身体尺寸值大。

（3）肢体尺寸中，女性只有臀部—膝部的长度所占身体比例值比男性的该值大。

（4）身体成分上两性存在差异。女性身体上脂肪占体重的比例高于男性。

（5）另外，两性在身体力量和强度方面存在显著差异。

由于性别的差异性，在研制仿真人体模型时必须分别研制男性和女性的仿真人体模型。

3. 种族差异

不同种族的人在身体结构上存在着比例差异，人体的尺寸明显不同。世界上身材最高的民族是生活在非洲的苏丹南部的北方尼洛特人，平均身高达 1 828.8 mm（6 ft）；世界上身材最矮的民族是生活在非洲中部的皮格米人，平均身高只有约 1 371.6 mm（4.5 ft）。对美国空军中黑人和白人男性军人所做的人体参数测量调查表明：他们的平均身高虽然相同，但是黑人军人群体四肢的长度大于白人军人群体。相反，其躯干长度却比白人军人群体的短。对美国空军和日本空军的人体测量数据加以比较后，研究人员发现日本人虽然在身材上矮些，但他们的平均坐高值与美国空军人员的该值相差不多（说明两者间身高值的差异主要体现在下肢长度上）。这种差异特征也表现在美国人、法国人和意大利人人体参数测量值之间 [30]。

值得注意的是，不同种族之间，上肢相对长度的差异性与下肢相对长度的差异性是相类似的。有研究表明，不同种族间身体的差异主要是四肢的远位部分（小臂和小腿）在长短上的差异引起的，而不是由于四肢的近位部分（上臂和大腿）的长短差异所致 [31]。也有研究表明，非洲人肩宽相对于身高的比例要较欧洲人的该比例值小；同时，非洲人无论男女，臀宽较欧洲人的小。整体而言，非洲人的身体比例更适于"线性"关系。这些都是不同种族的群体间人体尺度差异的反映。

由种族的尺度差异性可知，欧美国家研制的仿真人体模型不能完全适合我国，我国必须研制具有中国人人体特征的仿真人体模型。

4. 职业差异

不同职业领域的群体在身体尺度上也存在差异。例如，职业篮球队员要比一般同性高出很多，芭蕾舞演员比一般同性通常要瘦。一般体力劳动者平均身体尺寸都比脑力劳动者大些，我国军人和运动员比一般职业的工作人员要高。也有一些人由于长期的职业活动改变了形体，使其某些身体特征与人们的平均值不同。

由职业引起的差异性是多个因素导致的。例如，工作时体力活动的类型和强度、某些职业要求特定的身体条件、不同个体择业时的自我评价和选择等。此外，与职业相关的还有社会阶层。处于不同社会阶层的群体在身高上的差异是十分明显的，在体重上的差异则并不明显[31]。

由于职业的差异性，在设计仿真人体模型的尺寸时，必须特别注意。例如，用于汽车安全碰撞的仿真人体模型可以按我国普通人群的人体尺寸来设计，如果是军用仿真人体模型，则必须按照我国军人的人体尺寸来设计。这两者的尺寸是有区别的，表 3.1 列出了我国军人的平均人体尺寸与全国普通人群的平均人体尺寸间的对比关系。

表3.1　我国军人与普通人人体尺寸比较表[28]

单位：mm

测量项目	普通人（1987）男（5 115 人）	军人（1987）男（18 055 人）	测量项目	普通人（1987）女（5 507 人）	军人（1987）女（5 124 人）
身高均值	1 675	1 686	身高均值	1 566	1 605
胸围均值	875（乳头点处）	892（腋下丰满处）	胸围均值	841（乳头点处）	830（腋下丰满处）
臀围均值	892	913	臀围均值	904	925

5. 其他差异

除了上述主要差异性，随着社会的发展、医疗卫生水平的提高以及体育运动的大力开展，人类的成长和发育也发生了变化，人类的身材具有增长的趋势。Annis[30] 研究发现，美国人口从 20 世纪 20 年代起，每 10 年身高增长约 10 mm；人在一天中的体重和身高也会有所变化，但这种变化是暂时性的。另外，即使在同一种群中，地域的差异也会导致人体尺寸的差异。例如，我国成年人口中，北方人和南方人的身材尺寸存在明显差异。此外，数据来源不同、测量方法不同、被测者是否有代表性等因素，也常造成测量数据的差异。

中国自 20 世纪 70 年代末以来经济发展快。如今子女们的身高大多超过了父母。《中国成年人人体尺寸》（GB 10000—88）是根据 20 世纪 80 年代中期的数据制定的，部分数据如男、女平均身高 1 678 mm、1 570 mm，对比当代大学生明显偏低了。据报道，1997 年中国男子平均身高达 1 692 mm，比国标数据高 14 mm。平均身高约 10 年内增加 14 mm，属超常的快速增长。生活水平提高引起的人体尺寸增加，一般会延续几十年，接着趋于稳定。欧美在 20 世纪后半叶，日本在近十几年，身高增加已很缓慢。欧美国家在 20、21 世纪之交的年代，身高已趋稳定，体重还有小幅度增加。

在设计仿真人体模型的尺寸时必须考虑到这些因素，根据需要进行适当的尺寸修正。

3.1.3　人体参数的测量内容与方法

1. 人体体段的划分

通常在进行人体参数测量的时候，先要对人体进行环节划分，使测量更加方便、精确。对人体体段的划分，各国不尽相同，美国、日本、俄国和中国都有自己的划分方式 [32]。在《成年人人体惯性参数》（GB/T 17245—2004）中，以明显的骨性标志为分界点，把人体分为头颈、上躯干、下躯干、左上臂、右上臂、左前臂、右前臂、左手、右手、左大腿、右大腿、左小腿、右小腿、左足、右足共 15 个部位。人体环节的划分和分界点如图 3.4 所示。人体体段划分分界点如表 3.2[33] 所示。这种划分不仅从仿生角度体现了人体的基本结构，也从仿真角度体现了人体关节运动的结构。本书所涉及的人体体段划分均是按照我国的标准，分为 15 个人体体段。

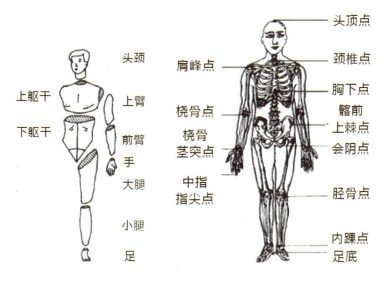

图 3.4   人体体段的划分及分界点图

表3.2   人体体段划分分界点

体　段	体段分界点		质心测量起点
	近测点	远测点	
头　颈	头顶点	颈椎点	头顶点
上躯干	颈椎点	胸下点	颈椎点
下躯干	胸下点	会阴点	胸下点
上　臂	肩峰点	桡骨点	桡骨点
前　臂	桡骨点	桡骨茎突点	桡骨茎突点
手	桡骨茎突点	中指指尖点	中指指尖点

续 表

体　段	体段分界点		质心测量起点
	近测点	远测点	
大　腿	髂前上棘点	胫骨点	胫骨点
小　腿	胫骨点	内踝点	内踝点
足	内踝点	足底	足底
注：左右对称部分，如上臂、前臂、手、大腿、小腿和足各部位，其体段分界的名称相同			

2. 测量的主要仪器

人体测量仪器是进行人体参数测量工作必不可少的工具。常用的人体测量仪器有人体测高仪、人体测量用直脚规、人体测量用弯脚规、人体测量用三脚平行规、坐高椅、量足仪、角度计、软卷尺以及医用人体秤等。对于功能方面的动态尺寸，除这些必需工具外，还往往需要高级的设备和技术，如光度计摄影系统、人体测量摄影机和立体摄影测量装置。我国对人体尺寸测量专用仪器（如人体测高仪）已制定了标准，如图 3.5 所示。而通用的人体测量仪器可采用一般的人体生理测量的有关仪器 [12]。

在研制仿真人体模型时，除了用到一些常用的人体测量仪器，还用到了其他测量工具，如游标卡尺、电子秤和三线摆转动惯量测量仪器。游标卡尺用来测量一些长度值，电子秤用来测量各体段的质量，而三线摆转动惯量测量仪用来测量各体段的转动惯量，如图 3.6 所示。

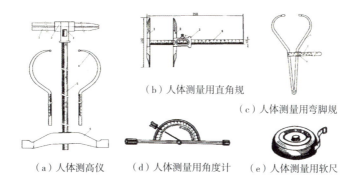

（b）人体测量用直角规

（c）人体测量用弯脚规

（a）人体测高仪　　　（d）人体测量用角度计　　　（e）人体测量用软尺

图 3.5　国标规定的人体测量仪器

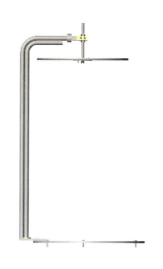

图 3.6　三线摆转动惯量测量仪

3. 人体参数测量的内容

人体参数测量主要包括三个方面：形态参数测量、生理参数测量和运动参数测量[28, 34]。

形态参数测量又称静态参数测量，是指对人体的基本尺寸、体形、围径、表面面积、体积及各体段的惯性参数（包括质量、质心和转动惯量）等所进行的测量，是以检测人体形态为主的一种测量方法。进行静态参数测量时，受测对象的姿态主要有卧、立、坐几种，其测量工具主要有直脚规、弯脚规、人体测高仪和卷尺等。

生理参数测量是测量人体的主要生理指标，包括人体的知觉反应、疲劳程度和施力大小三个方面的参数测量。所包含的生理指标有皮肤温度、血压、出汗量、耗氧量等。

运动参数测量又称动态参数测量，是指人体在运动的状态下，对人体的运动范围、动作过程以及动作过程中的体形变化和皮肤变化等参数所进行的测量。它是先对人体在静态下用形态参数测量方式测量之后进行的，是以检测人体的动作过程（如四肢活动范围大小和操纵动作过程等）为主的一种测量方式，主要测试受试者的关节活动角度，使用的工具有关节活动测规等。

目前，在我国仿真人体模型的研制过程中，涉及的参数测量主要是形态参数测量和运动参数测量两个方面的内容。

4. 人体参数测量的方法

人体参数测量的方法很多，按测量工具与受测对象的关系，可分为接触测量和非接触测量两种[35]。

所谓接触测量就是传统的手工测量方法。采用传统的马丁氏人体测量仪（人体测高仪、直脚规、弯脚规、软卷尺等），直接测量事先标定好的相应测点间的尺寸。优点是设备简单、测点准确，缺点是费时、费力，而且容易受人的主观因素的影响。

非接触测量即计算机辅助人体测量技术（computer aided anthropometry technology，CAT），主要是用计算机对人体进行扫描或直接摄影来实现自动测量。计算机辅助测量法主要分为两类：三维人体扫描法和二维直接摄影法。三维人体扫描法主要是以非光投影成像技术为基础，使用视觉设备来捕获人体外形，然后通过系统软件来提取扫描数据的。按工作原理可以分为穿透式图像重建、投影式图像重建、反射测距技术、三角测距技术、莫尔条纹法等[28]。其中，医学上比较常见的CT（计算机断层扫描，

computed tomography）成像法，则是属于穿透式图像重建系统。

二维直接摄影法主要是利用 CCD（charge coupled device）或 CMOS（complementary MOS）摄像机直接拍摄人体数字图像进行图像处理。按照使用摄像机数量多少分为单机拍摄法和多个摄像机同时拍摄法 [36]。采用计算机辅助测量系统，可准确、快捷地获取人体各结构部位的尺寸，但是必须依赖电子技术和计算机图形 / 图像技术的发展。

3.1.4　人体参数测量中的主要统计函数

由于群体（总体）中的个体（样本）与个体之间存在差异，一般来说，单一样本的测量值不能作为设计的依据。为了使设计的产品适合一个总体的使用，我们需要把总体的测量值作为设计依据。但要全面测量每个样本的尺寸是不现实的，通常是通过测量总体中较少量的样本尺寸，将测量数据处理后来获得较为精确的所需群体尺寸。

人体参数测量中所得到的测量值，都是离散的随机变量，因而可根据概率论与数理统计理论对测量数据进行统计分析，从而获得所需总体尺寸的统计规律和特征参数。

1. 人体参数测量值的分布特征

人体参数测量尺寸变量大多数符合正态分布规律，人体参数测量尺寸统计值正态分布曲线的定义 [31] 如下：

如果人体参数测量变量 x 在被测群体中是正态分布的，那么它的概率密度函数为

$$f(x) = \frac{1}{\sigma\sqrt{2\pi}} \exp \frac{-(x-\mu)^2}{2\sigma^2} \qquad （3-1）$$

式中：μ 为均值，σ 为标准差。

式中的 $f(x)$ 实际上是对该变量具有给定值 x 的相对概率（相对频率）的一种度量。x 值对应正态分布曲线的横坐标值。如果用标准正态偏差 z

替代变量 x：

$$z = \frac{x - \mu}{\sigma} \quad\quad\quad (3-2)$$

则概率密度函数变成

$$f(x) = \sigma \frac{1}{\sqrt{2\pi}} \exp \frac{-z^2}{2} \quad\quad\quad (3-3)$$

此式是正态分布的标准形式。

在这一分布中，变量 x 小于或等于某一特定值的概率由下式得到

$$F(x) = \int_{-\infty}^{x} f(x)\mathrm{d}x \quad\quad\quad (3-4)$$

即 $F(x)$ 对应的是区间 $(-\infty, x)$ 上横坐标轴与正态分布曲线间的面积值。

2. 样本均值

均值可用来衡量一定条件下的测量水平和概括地表现测量数据的集中情况。对于 n 个样本的测量值 $x_1, x_2, \cdots, x_n$，其均值为

$$\bar{x} = \frac{x_1 + x_2 + \cdots + x_n}{n} = \frac{1}{n} \sum_{i=1}^{n} x_i \quad\quad\quad (3-5)$$

3. 样本方差

方差表明样本的测量值是变量，既趋向均值而又在一定范围内波动。对于均值为 $\bar{x}$ 的 n 个样本的测量值 $x_1, x_2, \cdots, x_n$，其方差 S^2 的定义为

$$S^2 = \frac{1}{n-1}[(x_1 - \bar{x})^2 + (x_2 - \bar{x})^2 + \cdots + (x_n - \bar{x})^2] = \frac{1}{n-1} \sum_{i=1}^{n} (x_i - \bar{x})^2 \quad (3-6)$$

用上式计算方差，其效率不高，常用下面这个公式来计算，比较有效，即

$$S^2 = \frac{1}{n-1}(x_1^2 + x_2^2 + \cdots + x_n^2 - n\bar{x}^2) = \frac{1}{n-1}\left(\sum_{i=1}^{n} x_i^2 - n\bar{x}^2 \right) \quad (3-7)$$

如果测量值 x_i 全部靠近均值 $\bar{x}$，则优先选用这个等价计算式来计算方差。

4. 样本标准差

方差的平方根 S 称为标准差。标准差可说明测量值相对均值的波动情况。对于均值为 $\bar{x}$ 的 n 个样本的测量值 $x_1, x_2, \cdots, x_n$，其标准差 S 的一般计算公式为

$$S = \left[\frac{1}{n-1} \left(\sum_{i=1}^{n} x_i^2 - n\bar{x}^2 \right) \right]^{\frac{1}{2}} \qquad （3-8）$$

5. 标准误差

标准误差又称抽样误差，是全部样本均值的标准差。标准误差数值大，表明样本均值与总体均值的差别大；反之，说明其差别小，即均值的可靠性高。

概率论证明，当样本数据列的标准差为 S，样本容量为 n 时，标准误差 $S_{\bar{x}}$ 的计算式为

$$S_{\bar{x}} = \frac{S}{\sqrt{n}} \qquad （3-9）$$

由上式可知，均值的标准差 $S_{\bar{x}}$ 是测量数据列的标准差 S 的 $1/\sqrt{n}$。当测量方法一定时，样本容量越大，测量结果的精度就越高。

百分位的标准误差：

$$SE = \frac{p(100-p)S}{100 f_p n} \qquad （3-10）$$

式中：p 为百分位数，f_p 为第 p 百分位时正态曲线的纵坐标值。

随着抽样次数的增多，随机抽样误差会越来越小，直到消失。

另外，偏差系数 V 反映了人体测量尺寸的均值和标准差的关系，是将人体尺寸根据其变化性加以分析的有用工具。

偏差系数 V（一个百分比值）为

$$V = \frac{S}{\bar{x}} \times 100\% \qquad （3-11）$$

6.百分位数

将一组数据按照从小到大的顺序排列起来，并累计相应的百分位，那么某一百分位所对应的数据的值就叫这一百分位的百分位数。人体测量的数据常以百分位数 P_K 作为一种位置指标、一个界值。一个百分位数将群体或样本的全部测量值分为两部分，有 $K\%$ 的测量值等于和小于它，有（100-K）% 的测量值大于它。例如，在设计中最常用的是 P_5，P_{50}，P_{95} 三种百分位数。其中第5百分位数代表"小"身材，是指有5%的人群身材尺寸小于此值，而有95%的人群身材尺寸均大于此值；第50百分位数表示"中"身材，是指大于和小于此人群身材尺寸的各为50%；第95百分位数代表"大"身材，是指有95%的人群身材尺寸均小于此值，而有5%的人群身材尺寸大于此值[12]。

例1：从表3.3可查得，中国成年男子（18～60岁）身高的95百分位数是 P_{95} =1 775 mm，这就表示中国成年男子（18～60岁）中有95%的人身高等于和小于1 775 mm，有（100-95）%=5% 的人身高大于1 775 mm。

表3.3　人体主要尺寸

单位：mm

测量项目	18～60岁男子百分位数							18～55岁女子百分位数						
	1	5	10	50	90	95	99	1	5	10	50	90	95	99
身高	1 543	1 583	1 604	1 678	1 754	1 775	1 814	1 499	1 484	1 503	1 570	1 640	1 659	1 697
体重/kg	44	48	50	59	70	75	83	39	42	44	52	63	66	74
上臂长	279	289	294	313	333	338	349	252	262	267	284	303	302	319
前臂长	206	216	220	237	253	258	268	185	193	198	213	229	234	242
大腿长	413	428	436	465	496	505	523	387	402	410	438	467	476	494
小腿长	324	338	344	369	396	403	419	300	313	319	344	370	375	390

使用百分位数时，应注意以下两点：

（1）百分位数是针对特定群体对象的。例如，具有第 95 百分位身高的一个成年男性，高于该群体（或群体的样本）中 95% 的人，而该百分位正是基于这一特定群体（或样本）之上的。

（2）百分位数仅是一个理论性的统计概念。例如"第 90 百分位的男性"只是所有取值都在第 90 百分位的身体尺寸的一个总称而已，而不表示它所对应的被测者的所有身体尺寸都处在第 90 百分位数上。

在一般的统计方法中，并不列举出所有的百分位数的数据，而往往通过已知的样本数据，利用样本的均值和标准差来求得某百分位数人体尺寸，或计算某一人体尺寸所属的百分位数。

（1）求某一百分位数人体尺寸。已知某项人体测量尺寸的均值 $\bar{X}$，标准差 S，求任一百分位的人体测量尺寸 X 可用下式计算：

$$X = \bar{X} \pm (S \times K) \tag{3-12}$$

K 为变换系数，设计中常用人体参数计算百分比与变换系数的关系，如表 3.4 所示。式中的 "＋" 号表示要求的数据在 1%～50% 之间，"－" 号表示所求的数据在 50%～95% 之间。

表3.4 百分比与变换系数[12]

百分比 /%	K	百分比 /%	K
0.5	2.576	70	0.524
1.0	2.326	75	0.674
2.5	1.960	80	0.842
5	1.645	85	1.036
10	1.282	90	1.282
15	1.036	95	1.645
20	0.842	97.5	1.960
25	0.674	99.0	2.326
30	0.524	99.5	2.576
50	0.000		

例2：如匈牙利成年男性的平均身高为 166.0 cm，标准差是 5.4 cm，求该国成年男性群体中 5%，50% 和 90% 的身高值。

分析：

$P_5 = 166.0 - （5.4 \times 1.645）=157.1（cm）；$

$P_{50} = 166.0 \pm （5.4 \times 0.000）=166.0（cm）；$

$P_{90} = 166.0 + （5.4 \times 1.282）=172.9（cm）。$

（2）求某一数据所属百分位数。当已知某项人体测量尺寸 X_i，均值 $\bar{X}$，标准差 S，需求 X_i 所处百分率 P 时，先按下式计算 z 值：

$$z = （X_i - \bar{X}）/S \tag{3-13}$$

再根据 z 值在正态分布概率数值表（见附录6）中查得对应的概率数值 p，则所求百分位数 P 根据下式求出：

$$P = 0.5 + p \tag{3-14}$$

例3：已知男性 A 身高 1 720 mm，试求有百分之多少的东南地区男性超过其高度？

分析：由表 3.5 所示，查东南地区男性身高平均值 $\bar{X}$ =1 686 mm，标准差 S=55.2 mm，由公式（3-13）得 z=（1 720-1 686）/55.2 ≈ 0.62。

查附录 6 得：p=0.2324。

由公式（3-14）得：P=0.5+0.2324=0.7374 ≈ 0.74=74%。

100-74=26。

结论：有 26% 的东南地区男性超过其高度。

表3.5　中国6地区成年人的体重、身高、胸围的均值和标准差

项目		东北、华北		西北		东南		华中		华南		西南	
		均值	标准差	均值	标准差	均值	标准差	均值	标准差	均值	标准差	均值	标准差
男(18~60岁)	体重/kg	64	8.2	60	7.6	59	7.7	57	6.9	56	6.9	55	6.8
	身高/mm	1693	56.6	1684	53.7	1686	55.2	1669	56.3	1650	57.1	1647	56.7
	胸围/mm	888	55.5	880	51.5	865	52.0	853	49.2	851	48.9	855	48.3
女(18~55岁)	体重/kg	55	7.7	52	7.1	51	7.2	50	6.8	49	6.5	50	6.9
	身高/mm	1586	51.8	1575	51.9	1575	50.8	1560	50.7	1549	49.7	1546	53.9
	胸围/mm	848	66.4	837	55.9	831	59.8	820	55.8	819	57.6	809	58.8

3.1.5　人体参数测量变量间的相关关系及表达

人体参数的测量变量之间，如人的年龄与身高之间，身高和体重之间，都存在一定的依存关系，叫相关关系。对相关关系规律的研究，主要有相关分析和回归分析两种方法 [37]。相关分析主要通过相关表、散点图和相关系数等来表达两者相互依存关系的方向和密切程度。回归分析则是根据相关关系的具体形态，建立一个合适的数学模型（称为回归方程式），用来近似地表示变量间的平均变化关系的一种统计分析方法。人体测量变量间的相关关系表达如图 3.7 所示。

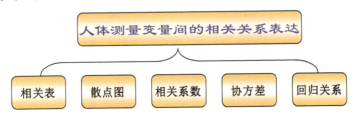

图 3.7　人体测量变量间的相关关系表达

在实际应用中，有许多重要的人体参数测量问题，除了要考虑单个身体尺寸的分布情况，还需要考虑一个身体尺寸（变量）与另一个或多个身体尺寸（变量）间的相关关系。这种相关关系可以用相关表等直观地加以表达，也可以通过相关系数或者建立数学模型用数学表达式（回归方程）来表达。

1. 相关性的相关表表达

相关表是一种将变量之间的相关关系用表格形式来反映的统计表。将其中一个变量（自变量 x）按其取值由小到大排列，然后再将与其相关的另一变量（因变量 y）的对应值平行排列，即可得到相关表，通过相关表可以初步看出相关关系的形式、密切程度和相关方向。如表 3.6 所列是根据《中国成年人人体尺寸》（GB 10000—88）中的成年男性的身高和体重数据编制的相关表。由表可以看出，随着我国成年男子身高的增长，体重也有增长的趋势。

表3.6　我国成年男性体重与身高的相关关系

身高x/mm	1 533	1 543	1 545	1 554	1 576	1 583	1 588	1 591	1 596	1 604	1 608	1 611	1 667	1 678
体重y/kg	45	44	45	43	49	48	48	47	51	50	50	50	61	59
身高x/mm	1 683	1 686	1 739	1 754	1 755	1 761	1 764	1 775	1 776	1 789	1 798	1 814	1 815	1 830
体重y/kg	59	57	74	71	70	78	66	75	74	70	85	83	80	78

2. 相关性的散点图表达

变量间的相关性也可以用散点图直观地表示，即以横坐标表示自变量（x），纵坐标表示因变量（y），标出每对变量值的坐标点（散布点），来表示其分布状况的图形，也称为相关图、散布图。通过散点图，可以大致看出两个变量之间有无相关关系及相关的形态、方向和密切程度。借助散点图，我们可以判断出两个不同身体尺寸间的相关关系。其判断方法如下。

（1）强正相关。若变量 x 的数值增大时，变量 y 的数值也明显地增大，相关点的分布集中呈直线形状，则说明这两个变量间是强正相关，如图 3.8（a）所示。

（2）弱正相关。若变量 x 的数值增大时，变量 y 的数值也增大，但其相关点的分布比较分散，则表明这两个变量间是弱正相关，如图 3.8（b）所示。

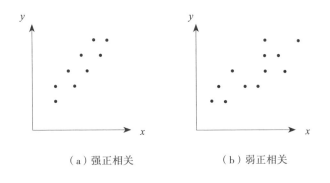

（a）强正相关　　　　　　　（b）弱正相关

图 3.8　相关性的散点图表达（一）

（3）强负相关。若变量 x 的数值增大时，变量 y 的数值显著地减小，相关点的分布集中呈直线状，则说明这两个变量间是强负相关，如图 3.9（a）所示。

（4）弱负相关。若变量 x 的数值增大时，变量 y 的数值趋于下降，但相关点的分布较松散，则说明这两个变量间是弱负相关，如图 3.9（b）所示。

（5）非线性相关（曲线相关）。若变量 x 的数值增大时，各相关点的分布呈曲线状，则表明这是非线性相关，如图 3.9（c）所示。

（6）不相关。若图像上各相关点很分散，则说明变量 x 和变量 y 之间没有相关关系，如图 3.9（d）所示。

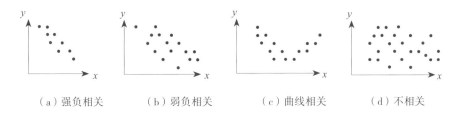

（a）强负相关　　　（b）弱负相关　　　（c）曲线相关　　　（d）不相关

图 3.9　相关性的散点图表达（二）

Dixon 等人对身高和体重两尺寸关系进行了研究，研究结果表明身高和体重之间存在相关关系 [38]。图 3.10 是根据《中国成年人人体尺寸》（GB 10000—88）成年男性的体重与身高尺寸数据得出的相关关系的散点图表达。从图中我们可以看出，体重和身高之间有很强的正相关关系。

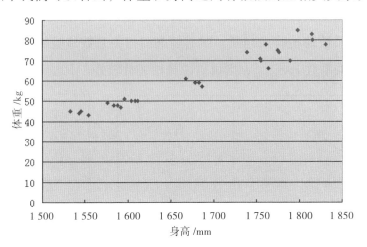

图 3.10　我国成年男性身高与体重相关关系的散点图表达

3. 相关性的相关系数表达

相对相关表、散点图而言，有时我们需要更加概括地体现变量间的相关形式和程度。皮尔逊（Pearson）相关系数则是一种较常见的表示方法。皮尔逊相关系数，又叫相关系数或线性相关系数。它是在线性相关条件下，说明两个变量之间相关关系的方向和密切程度的统计分析指标，通常用字母 r 表示。相关系数的 r 取值于 –1 和 1 之间，即 $-1 \leqslant r \leqslant +1$。当两个变量有很强的线性相关时，相关系数接近于 1（正相关）或 –1（负相关），而当两个变量不那么线性相关时，相关系数就接近 0。如果 $r = 1$ 或 $r = -1$，则表示两个现象完全直线相关。如果 $r = 0$，则表示两个现象完全不相关（不是直线相关）。但需要注意的是，r 只表示 x 与 y 的直线相关密切程度。当 $|r|$ 很小甚至等于 0 时，并不一定表示 x 与 y 之间就不存在其他非直线类型的关系。

一般可对相关系数做如下判断：相关系数的绝对值 $|r|$ 在 0.3 以下是无直线相关，0.3 ~ 0.5 是低度直线相关，0.5 ~ 0.8 是显著相关，0.8 以上是高度相关。如图 3.11 所示。对于给定的显著性水平，相关系数的判断还可以通过相关系数的检验来判断，即通过查询相关系数检验的临界值表进行判断。若相关系数 $r > r_{临界值}$，则可以说是相关性较好。

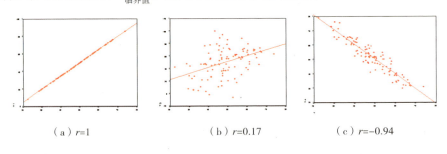

（a）$r=1$ （b）$r=0.17$ （c）$r=-0.94$

图 3.11　相关系数图例

皮尔逊相关系数的计算公式为

$$r = \frac{\sum(x-\bar{x})(y-\bar{y})}{\sqrt{\sum(x-\bar{x})^2 \sum(y-\bar{y})^2}} \qquad (3-15)$$

在实际计算中，常用另一公式来直接计算：

$$r = \frac{n\sum xy - (\sum x)(\sum y)}{\sqrt{n\sum x^2 - (\sum x)^2}\sqrt{n\sum y^2 - (\sum y)^2}} \qquad (3\text{-}16)$$

式中：$\bar{x}$ 表示 x 变量的均值，$\bar{y}$ 表示 y 变量的均值。

在考察人体参数测量尺寸变量的相关性时，相关系数所度量的是两个身体尺寸间相互关系的密切程度。用相关系数的表达比散点图更加概括、具体。例如，用相关系数描述我国成年男性的身高和体重的关系，表 3.7 所列为其计算结果。由表 3.7 可知，我国成年男性的身高和体重的相关系数为 0.970，具有高度的正相关性。显然，0.970 这个相关系数在表达我国成年男性的身高和体重相关关系上比图 3.10 中的散点图更加概括。

表3.7　我国成年男性大腿长与身高、体重两两间的相关系数

	身高	体重	大腿长
身 高	1		
体 重	0.970 057	1	
大腿长	0.999 008	0.974 711	1

对于人体参数测量尺寸而言，有研究表明，若干测量尺寸变量间的关系通常是正相关关系。尽管群体中某个个体的身体尺寸变量间不能简单地以一个百分位或一个比例值加以描述，但作为一个统计性整体，群体的某些身体测量尺寸间却可明显观察到其相关关系[38]。例如，群体中个子较高大的个体组成的子群体，更有可能具有相对较长的腿部或者手臂，而个子较矮小的个体所组成的子群体，则更有可能具有相对较短的腿部和手臂。如表 3.7 列出了《中国成年人人体尺寸》（GB 10000—88）中的成年男性大腿长和身高、体重两两间的相关系数。

由表3.7可看出，我国成年男性的大腿长与身高的相关系数为0.999，与体重的相关系数为0.975，可见大腿长与身高和体重均具有高度的正相关性。

4. 相关性的协方差表达

协方差也可以用来度量两个变量之间的相关关系。对于 n 对随机样本，我们定义 X 和 Y 的协方差为

$$\text{cov}(X,Y) = \sum(x-\bar{x})(y-\bar{y})/n \qquad (3-17)$$

通过协方差我们可以确定两个变量的变化是否相关。协方差判断相关关系的标准：协方差绝对值越大，两个变量的相关关系越强；协方差为零，则说明两个变量互不相关。如果协方差为正，则说明两个变量是同向相关；协方差为负，则是反向相关。

如表3.8列出了《中国成年人人体尺寸》（GB 10000—88）中成年男性大腿长和身高、体重的协方差关系。

表3.8　我国成年男性大腿长与身高、体重两两间的协方差关系

	身高	体重	大腿长
身高	9 463.908 16		
体重	1 274.846 94	182.494 898	
大腿长	3 829.423 47	518.836 735	1 552.597

由表3.8可得，我国成年男性的体重与身高、大腿长与身高、大腿长与体重之间的协方差分别为 1 274.847，3 829.423，518.837。身高、体重、大腿长的总体方差分别为 9 463.908，182.495，1 552.597。由于体重与身高、大腿长与身高、大腿长与体重两两之间的协方差均为正值，其两两之间存在着较强的正相关关系。

5. 相关性的回归关系表达

由相关表、散点图、相关系数和协方差，能够了解变量间相关关系的密切程度和方向，但是不能说明一变量（自变量）发生一定量的变化时，另一变量（因变量）将会发生多大量的变化，即不能说明变量之间的一般数量关系值。在实际应用中，我们却经常需要根据某一变量的数值来估计另一变量的数值，如根据身高或体重的尺寸来估计大腿长的尺寸。这时，必须进行回归分析，才能找出变量间的这种数量平均变化关系，也称回归关系。

回归关系是变量间相关关系的又一种信息表达方式。它一般通过回归分析，建立相应的数学模型（回归方程式）来表达。回归分析通常采用配合直线或曲线的方法，用直线或曲线来代表变量之间的一般数量关系。这条直线或曲线叫回归直线或回归曲线，它们的方程式叫直线回归方程或曲线回归方程。

回归关系不仅可以描述两个变量间的相关关系，还可以描述多个变量间的相关关系，即它可以描述因变量受到多个自变量的影响程度。对应的回归方程也就有一元和多元回归方程，两者均包括线性和非线性两种基本形式。

在研究人体参数测量尺寸时，比较常用的是线性回归方程。本书在研究人体尺寸间的关系时，采用的是二元线性回归分析，建立的是二元线性回归方程。其数学表达式为

$$Y = B_0 + B_1 X_1 + B_2 X_2 \tag{3-18}$$

式中：B_0，B_1，B_2 是与 X_1，X_2 无关的常数；B_0 是回归方程常数项；B_1，B_2 是回归系数；X_1，X_2 是可以精确测量并可控制的 2 个自变量；Y 是因变量。为了求得参数 B_0，B_1，B_2，常常采用基于最小二乘法原理的估计方法（详细方法可参见一般的数理统计教材）。

例如，本书中，根据《中国成年人人体尺寸》（GB 10000—88）中男性的身高、体重和大腿长的尺寸，进行回归分析，最后得到大腿长关于身

高和体重的回归方程：

$$Y = -166.796 + 0.367X_1 + 0.278X_2 \tag{3-19}$$

式中：X_1 为身高，单位为 mm；X_2 为体重，单位为 kg；Y 为大腿长，单位为 mm。

由该二元线性回归方程可以看出大腿长和身高、体重之间的线性关系。但事实上，不管自变量 X_1，X_2 与因变量 Y 之间是否存在线性相关关系，这个二元回归方程总是可以计算出来的。因此，为了判定所求得的方程是否具有实用价值，必须进行显著性检验，包括回归方程的显著性检验和回归系数的显著性检验。

回归方程的显著性检验一般通过拟合优度检验或者 F 检验来完成。而对回归系数的检验一般通过 t 检验来完成。

拟合优度检验就是检验回归方程对样本观测值的拟合程度。通常通过决定系数 R^2 来判断。R^2 的计算公式为

$$R^2 = S_{回} / S_{总} \tag{3-20}$$

式中：$S_{回} = \sum_{i=1}^{n} (\hat{y}_i - \overline{y})^2$，$S_{残} = \sum_{i=1}^{n} (y_i - \hat{y}_i)^2$，$S_{总} = \sum_{i=1}^{n} (y_i - \overline{y})^2$。其中，$S_{总}$ 为总离差平方和，$S_{回}$ 为回归平方和，总离差平方和 $S_{总}$ 包括回归平方和 $S_{回}$ 和残差平方和 $S_{残}$，$\hat{y}_i$ 即是在第 i 次样本观察值中，把各个自变量 X 的值代入回归方程后所得的值。于是有

$$R^2 = \frac{\sum_{i=1}^{n} (\hat{y}_i - \overline{y})^2}{\sum_{i=1}^{n} (y_i - \overline{y})^2} \tag{3-21}$$

$$R = \pm \sqrt{\frac{\sum_{i=1}^{n} (\hat{y}_i - \overline{y})^2}{\sum_{i=1}^{n} (y_i - \overline{y})^2}} \tag{3-22}$$

我们称 R 为复相关系数，正号表示正线性相关，负号表示负线性相关。R 反映的是因变量与自变量线性组合的总的相关关系，也即 y 与 $\hat{y}$ 的相关关系。复相关系数 R 的直观意义并不像前面两变量间的相关系数 r 的直观意义那么明显，但是 R^2 能够很好地表达出回归平方和占 y 的总离差平方和的比率。因此，常用决定系数 R^2 描述回归直线和数据之间的拟合度，R^2 越接近 1，说明回归方程越显著；一般 $R^2 > 0.7$，都可认为回归方程具有显著性。

F 检验是统计学里常用的检验方式之一。具体的计算和检验过程可以参考相关的统计学教材[39-40]。F 检验的判断标准：如果对给定的显著性水平 α，若有 $F > F_{1-\alpha}(k, n-k-1)$，则说明回归效果显著，$F$ 越大，说明回归方程越显著；或者与 F 统计量对应的实际显著性水平 $p < \alpha$ 时，回归方程具有显著性，反之则回归方程不显著。其中，k 是自变量个数，n 是样本观察值。

对回归系数的检验一般通过 t 检验来完成，t 检验也是统计学里常用的一种检验方法。它按以下标准进行判断：对给定的显著性水平 α，若 $|t| > t_{\frac{\alpha}{2}}(n-k-1)$ 或者 $p < \alpha$，则说明该回归系数对应的自变量对因变量 y 的影响比较大，反之则影响比较小。其中，p 为统计量 t 对应的实际显著性水平，k 是自变量个数，n 是样本观测值。

图 3.12 所示为我国成年男性的大腿长和身高、体重的回归关系的分析与检验结果。由此图可以看出，复相关系数 $R = 0.9992$，决定系数 $R^2 = 0.9986$ 非常接近 1，可见所得到的回归方程具有非常高的显著性。同时对给定的显著性水平 $\alpha = 0.05$，从 F 检验和 t 检验也可以看出回归模型的高度显著性：F 检验下的 $p = (3.26\text{E-}36) < 0.05$，说明回归方程的高度显著性。同样，$t$ 检验下各个回归系数的 p 值均小于 $\alpha = 0.05$，因此身高和体重对大腿长的影响都比较大。说明通过回归分析建立的回归方程具有实际应用价值。

```
SUMMARY OUTPUT

回归统计
Multiple R            0.999275
R Square              0.998551
Adjusted R Square     0.998435
标准误差               1.587412
观测值                      28
```

方差分析	df	SS	MS	F	Significance F			
回归分析	2	43409.72	21704.86	8613.465	3.26422E-36			
残差	25	62.99689	2.519875					
总计	27	43472.71						

	Coefficient	标准误差	t Stat	P-value	Lower 95%	Upper 95%	下限 95.0%	上限 95.0%
Intercept	-166.796	15.9634	-10.4487	1.31E-10	-199.673225	-133.919	-199.673	-133.919
身高(mm)X1	0.367224	0.012697	28.92275	9.73E-21	0.341074203	0.393373	0.341074	0.393373
体重(kg)X2	0.277722	0.091433	3.037456	0.005518	0.089413526	0.466031	0.089414	0.466031

图 3.12　我国成年男性大腿长与身高和体重的回归分析结果

3.1.6　人体参数测量数据的应用

人体参数测量数据为产品设计提供了主要数据。但是，这些数据必须以系统的方法加以应用，才能够体现人性化设计。人性化的设计过程一般按以下过程运用人体参数的测量数据[41]。

1. 确定所设计产品的类型

在《在产品设计中应用人体尺寸百分位数的通则》（GB/T 12985—91）中（附录 3），依据产品使用者人体尺寸的设计上限值（最大值）和下限值（最小值）对产品尺寸设计进行了分类，产品类型的名称及定义如表 3.9 所示。在涉及人体尺寸的产品设计中，首先应该按该分类方法确认所设计的对象属于哪种类型。

表3.9　产品尺寸设计分类

产品类型	产品类型定义	说　　明
I 型产品尺寸设计	需要两个人体尺寸百分位作为尺寸上限值和下限值的依据	属双限值设计

产品类型	产品类型定义	说　明
Ⅱ型产品尺寸设计	只需要一个人体尺寸百分位数作为尺寸上限值或下限值的依据	属单限值设计
ⅡA型产品尺寸设计	只需要一个人体尺寸百分位数作为尺寸上限值的依据	属大尺寸设计
ⅡB型产品尺寸设计	只需要一个人体尺寸百分位数作为尺寸下限值的依据	属小尺寸设计
Ⅲ型产品尺寸设计	只需要第50百分位数作为产品尺寸设计的依据	属平均尺寸设计

2. 选择人体尺寸百分位数

在确认所设计的产品类型及其等级之后，选择人体尺寸百分位数的依据是满足度。满足度是指所设计的产品在尺寸上能满足多少人使用，通常以合适使用的人数占使用者群体的百分比表示。产品尺寸设计的类型、等级、满足度与人体尺寸百分位数的关系如表3.10所示。

表3.10　人体尺寸百分位数的选择

产品类型	产品重要程度	百分位数的选择	满足度
Ⅰ型产品	涉及人的健康、安全的产品	选用P_{99}和P_1作为尺寸上、下限值的依据	98%
	一般工业产品	选用P_{95}和P_5作为尺寸上、下限值的依据	90%
ⅡA型产品	涉及人的健康、安全的产品	选用P_{99}和P_{95}作为尺寸上限值的依据	99%或95%
	一般工业产品	选用P_{90}作为尺寸上限值的依据	90%
ⅡB型产品	涉及人的健康安全的产品	选用P_1和P_5作为尺寸下限值的依据	99%或95%
	一般工业产品	选用P_{10}作为尺寸下限值的依据	90%

续　表

产品类型	产品重要程度	百分位数的选择	满足度
Ⅲ型产品	一般工业产品	选用 P_{50} 作为产品尺寸设计的依据	通用
成年男女通用产品	一般工业产品	选用男性的 P_{99}，P_{95} 或 P_{90} 作为尺寸上限值的依据 选用女性的 P_1，P_5 或 P_{10} 作为尺寸下限值的依据	通用

3. 确定功能修正量

功能修正量是指为满足功能而做的尺寸修正，主要包括衣着修正量、穿鞋修正量、姿势修正量等。

首先，有关人体尺寸标准中所列的数据是根据裸体或穿单薄内衣的条件下测得的，测量时不穿鞋或穿着纸拖鞋，而设计中所涉及的人体尺度应该是在穿衣服、穿鞋甚至戴帽条件下的人体尺寸。因此，考虑有关人体尺寸时，必须给衣服、鞋和帽留下适当的余量，也就是在人体尺寸上增加适当的着装修正量。

其次，在人体测量时要求躯干为挺直姿势，而人在正常作业时，躯干则为自然放松姿势，为此应考虑由于姿势不同而引起的变化量。此外，还需考虑实现产品不同操作功能所需的修正量。功能修正量随产品不同而异，通常为正值，但有时也可能为负值。对于衣着和穿鞋修正量可参照表3.11中的数据确定。对姿势修正量的常用数据是，立姿时的身高、眼高等减 10 mm，坐姿时的坐高、眼高减 44 mm。考虑操作功能修正量时，应以上肢前展长为依据，而上肢前展长是后背至中指尖点的距离，因而对操作不同功能的控制器应进行不同的修正，如对按按钮开关可减 12 mm；对推滑板推钮、搬动搬钮开关则减 25 mm。

表3.11　正常人着装身材尺寸修正值

单位：mm

项　　目	尺寸修正值	修正原因
站姿高	25～38	鞋高
坐姿高	3	裤厚
站姿眼高	36	鞋高
坐姿眼高	3	裤厚
肩宽	13	衣
胸宽	8	衣
胸厚	18	衣
腹厚	23	衣
立姿臀宽	13	衣
坐姿臀宽	13	衣
肩高	10	衣（包括坐高 3 及肩 7）
两肘间宽	20	手臂弯曲时，肩肘部衣物压紧
肩—肘	8	
臂—手	5	
Akunbo 叉腰	8	
大腿厚	13	
膝宽	8	
膝高	33	
臀—膝	5	
足宽	13～20	
足长	30～38	
足后跟	25～38	

4. 确定心理修正量

为了消除空间压抑感、恐惧感，或者为了追求美观等心理需求，而做的尺寸修正量，称为心理修正量。心理修正量应根据实际需要和客观条件许可两个因素来确定。

5. 产品功能尺寸的设定

产品功能尺寸是指为确保实现产品某一功能而在设计时规定的产品尺寸。该尺寸通常以设计界限值确定的人体尺寸为依据，再加上为确保产品某项功能实现所需的修正量。产品功能尺寸有最小功能尺寸和最佳功能尺寸两种，具体公式如下：

最小功能尺寸 = 人体尺寸百分位数 + 功能修正量　　　　（3–23）

最佳功能尺寸 = 人体尺寸百分位数 + 功能修正量 + 心理修正量（3–24）

为了确保设计正确，应尽可能使用实物模型或计算机模拟对设计加以验证。

《在产品设计中应用人体尺寸百分位数的通则》（GB/T 12985—91）指出了处理问题的原则与方法，但有时候不能代替实际问题的分析解决，如地铁顶棚扶手横杆的高度（图 3.13）属于哪一型产品尺寸设计？这个横杆的高度既要考虑高个子不能碰头，又要考虑矮个子抓得住，在国标里找不到直接运用法则。遇到这种情况，需要把复杂问题分解成典型的单纯类型问题来分析解决。

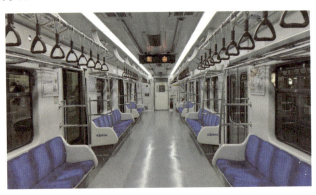

图 3.13　地铁顶棚横杆高度设计

例：（1）设计计算地铁顶棚扶手横杆的高度。

（2）对比"抓得住"与"不碰头"两个要求是否相容？

（3）如互不相容，设法解决。

分析：（1）设计计算地铁顶棚扶手横杆的高度。

①按乘客"抓得住"的要求设计计算。

属于 IIB 型男女通用产品小尺寸设计问题。根据选择原则，有

$$G_1 \leq J_{5\,\text{女}} + X_{X1}$$ 　　　　（3–25）

式中：G_1 为由"抓得住"要求确定的横杆中心的高度；J_5 女为女立姿双手

功能上举高的 5 百分位数，由表 3.12 查得，$J_{5\text{女}}$=1 741 mm（18～55 岁）；X_{X1} 为女子穿鞋的修正量，取 30 mm，代入式（3-25）得

$$G_1 \leqslant J_{5\text{女}} + X_{X1} = 1741 \text{ mm} + 30 \text{ mm} = 1\ 771 \text{ mm} \qquad （3\text{-}26）$$

②按乘客"不碰头"的要求设计计算。

属于ⅡA 型男女通用的大尺寸设计问题。

$$G_2 \geqslant H_{99}\text{男} + X_{X2} + r \qquad （3\text{-}27）$$

式中：G_2 为由"不碰头"要求确定的横杆中心的高度；$H_{99\text{男}}$ 为男子身高的 99 百分位数（表 3.3），由表 3.3 查得，$H_{99\text{男}} = 1\ 814$ mm（18～60 岁）；X_{X2} 为男子的穿鞋修正量，取 $X_{X2} = 25$ mm；r 为横杆的半径，取 r=15 mm。

代入式（3-27）得

$$G_2 \geqslant 1\ 814 \text{ mm} + 25 \text{ mm} + 15 \text{ mm} = 1\ 854 \text{ mm} \qquad （3\text{-}28）$$

（2）对比"抓得住"与"不碰头"两个要求是否相容。

式（3-26）要求横杆中心低于 1 771mm，式（3-28）又要求横杆中心高于 1 854 mm，两者互不相容，即不可能同时满足两方面的要求。

（3）如互不相容，如何解决？

要通过设计来想办法协调和解决问题。但本问题是很容易找到解决办法的：横杆还可以比 1 854 mm 略高一些，确保更多高个子的安全；在横杆上每隔 0.5 m 左右挂一条带子，带子下连着手环，手环可以比 1 771 mm 略低一些，让更多小个子也抓得着。

表3.12　工作空间立姿人体尺寸

单位：mm

测量项目	18～60 岁男子百分位数							18～55 岁女子百分位数						
	1	5	10	50	90	95	99	1	5	10	50	90	95	99
中指指尖点上举高	1 913	1 971	2 002	2 108	2 214	2 245	2 309	1 798	1 845	1 870	1 968	2 063	2 089	2 143

续　表

测量项目	18～60岁男子百分位数							18～55岁女子百分位数						
	1	5	10	50	90	95	99	1	5	10	50	90	95	99
双臂功能上举高	1 815	1 869	1 899	2 003	2 108	2 138	2 203	1 696	1 741	1 766	1 860	1 952	1 976	2 030
两臂展开宽	1 528	1 579	1 605	1 691	1 776	1 802	1 849	1 414	1 457	1 479	1 559	1 637	1 659	1 701
两臂功能展开宽	1 325	1 374	1 398	1 483	1 568	1 593	1 640	1 206	1 248	1 269	1 344	1 418	1 438	1 480
两肘展开宽	791	816	828	875	921	936	966	733	756	770	811	856	869	892
立姿腹厚	149	160	166	192	227	237	262	139	151	158	186	226	238	258

3.1.7　人体参数测量数据的管理

人体参数测量数据的种类繁多且形式多样，最好用一个数据库来管理这些人体测量数据。数据库是数据管理的最新技术，是计算机科学的重要分支，是现代计算机信息系统和计算机应用系统的基础和核心[16]。了解数据库，建立合理的人体参数测量尺寸数据库，有助于提高产品设计的效率和品质。

1. 数据、数据库、数据库管理系统和数据库系统

（1）数据。数据（data）是指用物理符号记录下来的可以鉴别的信息。物理符号包括数字、文字、图像及其他特殊符号。

（2）数据库。数据库 DB（data base）是长期存储在计算机内，有组织、可共享的数据集合。数据库中的数据按一定的数据模型组织、描述、存储，具有较小的冗余度、较高的数据独立性和易扩展性，并可为各种用户所共享。

（3）数据库管理系统。数据库管理系统DBMS（data base management system）是位于用户和操作系统之间的一层数据管理软件。它的主要功能包括以下五个方面。

①数据定义功能：用户通过数据定义语言DDL（date definition language），方便地定义数据，建立数据的完整性约束条件等。

②数据操纵功能：通过数据操纵语言DML（data manipulation language），可以实现对数据库的基本操作、查询、插入、删除和修改等。

③数据库的控制功能：这是DBMS的核心部分，包括并发控制、数据库的安全检测、完整性约束条件和权限控制等，以便保证数据库系统正确、有效地运行。

④数据库维护功能：对已建好的数据库，在运行过程中的维护包括对各类型故障的恢复、数据库的转储、数据库的重组和性能监视、分析功能等。这些功能通常是由一些实用程序来完成的。

⑤数据字典。数据字典DD（data dictionary）中存放着对数据库体系结构的描述，DBMS对数据库应用的操作都需要通过查阅数据字典进行。

（4）数据库系统。数据库系统DBS（data base system）通常是指带有数据库的计算机系统，广义地讲，它包括数据库相应的硬件、软件和各类相关人员。

2. 人体参数测量尺寸数据库

人体参数测量尺寸的数据库，是为了方便人体参数测量尺寸的数据管理而开发的。建立人体参数测量尺寸的数据库，具有重大的意义，世界各国都投入了大量的人力物力。目前，世界上已有90多个大规模的人体测量数据库，其中欧美国家占了大部分，亚洲国家约有10个，而日本占了一半以上[42]。长庚大学和台湾清华大学等院校和企业已经花了近5年时间，联合进行了人体参数测量技术和台湾人体数据库的研究，取得了一定的成果[43]。南京航空航天大学的唐利芹等人根据我国人体尺寸国家标准、中国人解剖学数值等尺寸数据，建立了一个人体尺寸数据库，大大方便了人体仿真模型的设计[44]。本书为了方便计算，在对《中国成年人人体尺寸》（GB 10000—88）、《中国人解剖学数值》等尺寸数据研究的基础上，开发了一个以身高和体重两个基本尺寸为依据的各体段主要参数尺寸的查询系统。

3.2 人体的几何表达

通过人体测量可以获取特定群体参数测量尺寸变量的大量数据，这些数据具有统计学意义，经过处理后构成了研制仿真人体模型外形的基础。但研制仿真人体模型还要以真实人的骨骼、肌肉和皮肤的解剖结构为基础，要了解关节的类型和运动等，以便在设计时作为参考。

3.2.1 人体的骨骼和关节

1. 人体骨骼的结构和功能 [45-46]

骨是一种器官，具有一定的形态和构造，成人全身共有 206 块，其中只有 177 块直接参与人体运动。骨通过骨连结组成骨骼，约占人体体重的 1/10 ～ 1/5。除 6 块听小骨属感觉器外，骨按部位可分为颅骨、躯干骨、四肢骨三部分，如图 3.14 所示。按形态，骨可分为长骨、短骨、扁骨和不规则骨四种，如图 3.15 所示。

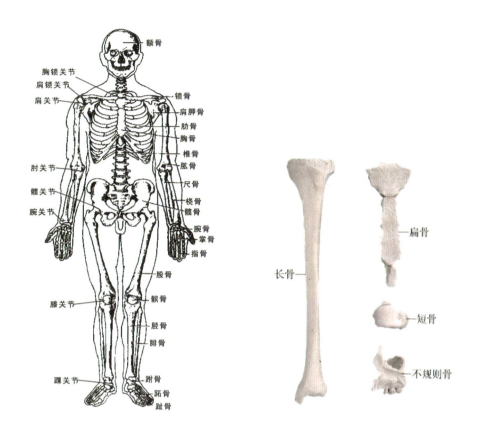

图 3.14　人体骨骼及关节（正面）　　　　图 3.15　骨的分类

骨的主要功能如下：

（1）支撑人体。骨与骨相连结形成骨骼，支撑人体的软组织和全身重量。

（2）保护内脏。骨骼形成体腔壁，可保护大脑及内脏器官，并帮助呼吸。

（3）运动杠杆。肌肉收缩时引起骨绕关节转动，使人体形成各种各样的运动和操作姿势，是人体运动的杠杆。

（4）造血、储藏。骨的红骨髓具有造血功能，黄骨髓具有储存脂肪的作用，骨还是人体矿物盐的储备仓库。

2. 人体的关节及运动

骨和骨之间借纤维结缔组织、软骨或骨组织相连结，称骨连结。按骨连结的连结形式的不同可以分为直接连结和间接连结两种。直接连结是指骨与骨之间借纤维结缔组织或软骨及骨直接相连，其连结之间无间隙，运动范围极小或者完全不能活动。间接连结是骨连结的最高分化形式，骨与骨之间借膜性囊互相连结，相互间具有腔隙，充以滑液，有较大的活动性，也称关节或滑膜关节。它由关节面、关节囊和两者之间的关节腔构成。

（1）关节的运动。关节面的形态决定运动轴的多少和方向，运动轴的数量和位置，决定着关节的运动形式和范围。其运动形式基本上是沿三个互相垂直的轴所做的运动。

①移动。移动是一个骨关节面在另一骨关节面的滑动，如跗跖关节、腕骨间关节等。其实即便小的跗骨或腕骨运动时，也涉及多轴向的运动，用连续放射摄影技术观察，发现了明显的旋转和角度运动。

②屈和伸。屈和伸是关节沿冠状轴进行的一组运动，运动时组成关节的两骨相互靠拢，角度减小称为屈，角度增大称为伸。一般情况下，关节的屈是指向腹侧面靠拢或成角。但膝关节则相反。在踝关节，足上抬，足背向小腿前面靠拢为踝关节的伸，亦称背屈；足尖下垂为踝关节的屈，亦称跖屈。如图 3.16（a）所示。

③内收和外展。内收和外展是关节沿矢状轴进行的运动，运动时骨向正中矢状面靠拢，称为内收或收；反之，远离正中矢状面称为外展或展。手指的收展是以中指为准的靠拢、散开运动，足趾则是以第二趾为准的靠拢、散开运动，如图 3.16（b）所示。

④旋内和旋外。旋内和旋外是关节沿垂直轴进行的运动，统称旋转。骨向前内侧旋转，称为旋内；反之，向外旋转称为旋外。在前臂，桡骨围绕桡骨头和尺骨头旋转，将手背转向前的运动称旋前，将手掌恢复到向前或手背转向后的运动称旋后。如图 3.16（c）所示。

⑤环转运动。运动骨的上端在原位转动，下端则做圆周运动，运动时全骨描绘出一圆锥形轨迹。它与旋转运动构成一圆柱形轨迹是不同的，环转运动实为屈、伸、展、收的依次连续运动。只要能做屈、伸、展、收的两轴关节和三轴关节均可做环转运动，如图 3.16（d）所示。

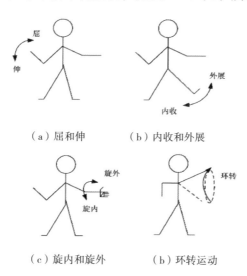

（a）屈和伸　　　（b）内收和外展

（c）旋内和旋外　　　（b）环转运动

图 3.16　人体关节的基本运动[47]

（2）关节的分类。根据关节面的形态、运动轴的数目及运动方式，关节可分为单轴关节、双轴关节和多轴关节，如图 3.17 所示。

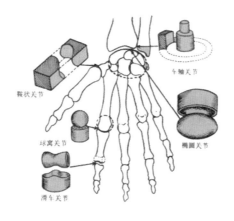

图 3.17　关节的分类

①单轴关节的关节头呈圆柱状或滑车状，具有一个运动轴，关节只能绕一个轴做一组运动，只有一个自由度，包括两种形式：屈戌关节和车轴关节。

②双轴关节的关节头呈椭球状和马鞍状，具有两个相互垂直的运动轴，关节可沿此二轴做两组运动，包括两种形式：椭圆关节和鞍状关节。

③多轴关节的关节窝包绕呈圆球形的关节头，具有三个相互垂直的运动轴，可做各种方向的运动，包括两种形式：球窝关节和平面关节。

3.关节的运动约束

（1）关节运动约束的表示。常用欧拉角来描述关节所在的坐标系绕其三个坐标轴的运动情况（朝向）。如果规定欧拉角的旋转顺序为zyx，绕某个轴旋转一定角度后的旋转变换矩阵用R表示，则在通常情况下，关节的运动可表示如下：①令a代表x，y，z中的任意一轴，则单轴关节的运动表示为$R_a(\theta)$；②双轴关节的运动表示为$R_y(\beta)R_x(\alpha)$；③多轴关节的运动表示为$R_z(\gamma)R_y(\beta)R_x(\alpha)$。具体的算法本书中不论述，可以参考其他文献[48]。

（2）关节的活动范围。研究关节的活动范围在仿真人体模型的人性化设计中具有重要的指导作用。通过考察人体关节的舒适关节活动范围，可提高仿真人体模型的人性化设计。表3.13列出了我国成年人各关节的活动范围和保持舒适姿势的调节范围[49]。仿真人体模型的关节活动范围必须以这个表中的数据为依据，同时要根据仿真人体模型使用的需要进行适当调整。

表3.13　成年人肢体的主要活动范围和舒适姿势的调节范围　（°）

身体部位	关　节	活　　动	最大角度	最大范围	舒适调整范围
头至躯干	颈关节	低头、仰头	+40 ～ -35	75	+12 ～ -25
躯干	胸关节腰关节	前弯、后弯	+100 ～ -50	150	0

身体部位	关　节	活　动	最大角度	最大范围	舒适调整范围
大腿至髋关节	髋关节	前弯、后弯 外拐、内拐	+120 ～ -15 +30 ～ -15	135 45	0（坐姿： +85 ～ +100） 0
小腿对大腿	膝关节	前摆、后摆	0 ～ -135	135	0（坐姿：- 95 ～ -120）
足对躯干	髋关节 小腿关节 踝关节	外转、内转	+110 ～ -70	180	0 ～ +15
足至小腿	踝关节	上摆、下摆	+110 ～ +55	55	+85 ～ +95
上臂至躯干	肩关节 （锁骨）	外摆、内摆 上摆、下摆 前摆、后摆	+180 ～ -30 +180 ～ -45 +140 ～ -40	210 225 180	0 +15 ～ +35 +40 ～ +90
前臂至上臂	肘关节	弯曲、伸展	+145 ～ 0	145	+85 ～ +110
手至前臂	腕关节	弯曲、伸展	+75 ～ -60	135	0

3.2.2　人体的肌肉和皮肤

1. 人体的肌肉

人体的肌肉根据肌纤维的构造和功能不同可分为平滑肌、心肌和骨骼肌[46]。其中，骨骼肌是人体内数量最多、分布极广的一种组织。男性的骨骼肌约占体重的 40%，女性的骨骼肌约占体重的 35%[47]。骨骼肌主要存在于躯干和四肢，收缩迅速而有力，但易疲劳，受躯体神经支配，直接受人的意志控制，属于随意肌；平滑肌是构成人体某些脏器的管壁。心肌是构成心壁的主要部分。我们一般所说的肌肉是指骨骼肌。

每块骨骼肌包括肌腹和肌腱两部分。骨骼肌的中间部位称为肌腹，主要由骨骼肌纤维组成，有收缩性。骨骼肌的两端称为肌腱，由致密结缔组织构成，无收缩性。

骨骼肌是人体运动系统的主动部分。在运动中，人体骨骼肌在神经系统支配下收缩和放松，收缩时，以关节为支点牵引骨改变位置，产生运动。骨骼肌收缩时长度缩短，横断面增大，放松时则相反。在整个收缩与放松的过程中，骨骼肌具有以下三个特性[28]：

（1）肌肉紧张。由于中枢神经系统持续兴奋，肌肉收缩保持持续性轻微收缩状态，称为肌肉紧张。肌肉紧张，可以使人体维持一定姿势。

（2）弹性。弹性是肌肉受压变形缩短，外力解除即复原的特性。

（3）黏滞性。黏滞性为原生质（细胞质和细胞间质）的普遍特性。肌肉的这种特性保证了人动作的灵活性，避免了肌肉拉伤。

2. 人体的皮肤

皮肤是人体最大的器官，总质量占体重的 5% ～ 15%。皮肤被覆于身体表面，柔软而富有弹性，其面积约为 1.5～2.0 m²。皮肤由表皮、真皮和皮下组织三层组成[46]。皮肤有保护深部结构、感受刺激、调节体温、排泄和吸收等功能。皮肤真皮层因含有弹力纤维构成致密网状结构而使皮肤富有弹性，其外观呈现为皮肤组织结构上的皱纹肌理。这些皱纹配合身体中的关节和肌肉运动，为身体的伸、屈、旋转等运动提供了活动余量，使皮肤具有良好的伸展性和复原性，从而在运动时不会产生牵引、束缚等人体不可动作性。

此外，皮肤还有一个重要的特性，即皮肤的再生愈合。在正常情况下，皮肤表皮细胞不断死亡脱落，又由生发层细胞不断增殖而得到补充。当皮肤受损时，皮肤的再生可以是纯表皮的再生，也可由表皮和真皮共同修复。一般小面积表浅损伤修复后不留疤痕，如损伤伤及真皮深部或皮下组织时，则需由表皮和真皮共同参与修复，修复后的真皮内纤维成分增多并皱缩，而表皮较薄，形成疤痕。当大面积皮肤损伤（烧伤）时，表皮生长较慢，为防止体液流失，预防感染，可从患者本人正常皮肤处切取薄层皮片，移植到伤面，移植的皮肤可使伤面愈合。皮肤的这个重要特性，已经得到了运用，如一些仿生智能材料。目前我们正在寻找一种能够用于仿真人体模型设计的智能材料，力图实现零部件受损后能够自动修复。

3.3　人体参数模型

3.3.1　模型概述

客观存在的一切事物，都称为实体，而模型就是对实体的描述。宏观上模型可以分为物理模型与思考模型两类[50]。建筑设计中用实物构造的建模物模型、本课题研究的仿真人体模型等都可以称为物理模型。而思考模型是用人们抽象思维的工具描述的模型。人体体积的计算公式 $V=1.015W-4.937$[V 为人体体积（L），W 为人体体重（kg）] 就是思考模型的一个例子。

在思考模型中，最重要的一类是数学模型。数学模型是指用数学语言描述的模型。本书中用到的回归方程，就是一种数学模型，通过这种数学模型可以形象地表达各环节尺寸和身高、体重之间的关系。

3.3.2　人体参数模型的分类

由上两节的分析可知，人体参数可以分为多种形式：外形参数，如骨骼参数、肌肉参数、皮肤参数等；运动力学参数，如关节的自由度和运动范围参数；惯性参数；解剖学参数；代谢参数；平面和三维参数；坐、立、卧姿的参数；等等。因此，用来描述这些人体参数的模型相应地就有多种形式。它可以用物理模型来表达，也可以用思考模型来描述。通常，根据不同的需要，用不同的人体参数模型来描述人体参数，如人体外形参数模型、人体运动力学参数模型、人体组织等效参数模型、人体数字化参数模型、人体解剖参数模型、人体姿势参数模型等等。本书中，主要运用了四种人体参数模型来提高仿真人体模型的人性化设计，即人体外形参模型、人体运动力学参数模型、人体组织等效参数模型和人体数字化参数模型。

人体外形参数模型：用来表征人体的几何形态，包括骨骼、肌肉和皮肤等参数。常常用长度、围径、弧度等来表示。

人体运动力学参数模型：主要是指在运动过程中关节的自由度和活动范围以及描述人体各环节在运动过程中的质量、质心和转动惯量的参数模型。

人体组织等效参数模型：是指与人体等效的参数模型。根据仿真人体模型不同的需要，不同应用领域（如医学、军事）有所差别。例如，辐照仿真人体模型要求辐射等效性、安全仿真人体模型则要求力学参数等效等。

人体数字化参数模型：是指把人体的各种参数如长度、围径、体积和惯性参数等，利用数学方法，结合计算机及各软件等进行适当处理，在保证数据的可用性前提下，用数字、数据所建立起的数字化模型。它是一种思考模型。显然，用数学模型表达的人体参数模型是一种数字化模型。通常情况下，为了使用上的方便，还常常根据数据和所建立的数学模型，建立相应的数据库或者查询系统。

3.4 本章小结

本章首先对人体测量学中的测量术语及影响人体尺寸差异的主要因素进行分析，得出了要研制我国仿真人体模型必须以中国人体尺寸参数为依据的结论；其次，分析了人体参数的测量内容和方法，归纳了人体参数测量中的主要统计函数，以及人体参数各测量变量之间的相关关系，并对人体参数测量数据的应用与管理进行了简单分析；再次，详细分析了人体的几何表达，包括人体的骨骼和关节以及肌肉和皮肤的表达；最后，阐述了人体参数模型及其分类。

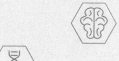

第4章　人体参数模型在仿真人体模型人性化设计中的应用

在"以人为本"的设计理念下，仿真人体模型作为一种产品，它的设计必须符合人性化。通过上一章的分析，以及对仿真人体模型人性化设计的研究，指出把人体参数模型应用于仿真人体模型的人性化设计，具有重要的科学价值。合理运用人体参数模型是提高我国仿真人体模型人性化设计的重要途径。

4.1　仿真人体模型的人性化设计

4.1.1　进行仿真人体模型人性化设计的原因

由第二章人性化设计的相关理论可知，人性化是设计的发展趋势。任何一个产品的设计都必须把"人"的因素放在首位，实现人性化设计。仿真人体模型虽然是人体的模型，但同样也是产品，而且是一种供不应求的产品。它的设计同样必须考虑设计者、生产者、使用者和受用者，考虑这些"人"的各种层次的需求，实现人性化设计。我国的仿真人体模型起步较晚，发展较欧美等发达国家慢，虽然已经研制出了具有中国人人体特征的仿真人体模型，但是其设计还存在一些缺陷，如：我国仿真人体模型的研制周期过长，尤其是在尺寸设计阶段，需要耗费大量的时间；生产不够自动化，目前我国仿真人体模型，还无法实现大批量生产，有不少部件需要手工来完成，速度相当缓慢等。为了弥补这些不足，必须以"人"为首要考虑因素，提高仿真人体模型的人性化设计。

4.1.2　仿真人体模型人性化设计的内容

通过对我国仿真人体模型设计的分析，围绕以"人"（包括设计者、生产者、使用者和受用者）为本的核心思想（图 4.1），总结出要实现我国仿真人体模型的人性化设计必须做到以下几个方面，如图 4.2 所示。

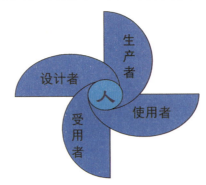

图 4.1　以"人"为本的核心思想

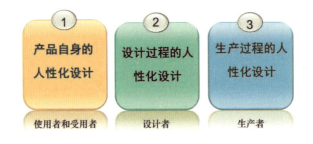

图 4.2　仿真人体模型人性化设计内容

1.产品自身的人性化设计

产品自身的人性化设计主要是针对"使用者"和"受用者"而提出的，主要指产品（仿真人体模型）的设计必须符合人机工程学的原理，在使用过程中能够满足使用者和受用者的物质需求和精神需求。

从"使用者"的角度：主要体现在仿真人体模型的安装拆卸、使用过程和维修等方面的人性化设计，其中最关键的是在使用过程中的人性化设计。它要求仿真人体模型具有代表性，尺寸符合我国人体特征，百分位数使用合理，能够真正起到人的替身的作用，同时在使用过程中能够方便进行装卸和调整。

本书提出的提高仿真人体模型产品自身的人性化设计包括高度仿生性和百分位数的选择、装卸和维修等其他注意方面，如图 4.3 所示，具体在下一节介绍。

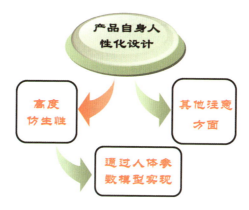

图 4.3　提高仿真人体模型产品自身的人性化设计手段

从"受用者"角度：要求仿真人体模型在使用过程中，不能对其他人造成伤害，主要体现在仿真人体模型所使用的材料或者使用过程中不能造成污染，即仿真人体模型所使用的材料一定要环保，而且要节约，不能浪费。

2. 设计过程的人性化设计

设计过程的人性化设计，主要是针对"设计者"而提出的。目前，我国仿真人体模型的设计周期过长，很大程度上是由于仿真人体模型的尺寸设计阶段相当耗时间：对给定不同百分位、不同性别的尺寸都要经过大量的收集计算才能够得到，非常耗费人力、物力和时间。因此，设计过程的人性化设计主要体现在缩短设计周期、提高尺寸设计的效率，同时借助计算机辅助设计，通过数字化设计来缩短设计周期、降低设计成本、提高设计的效率和品质上，如图 4.4 所示。

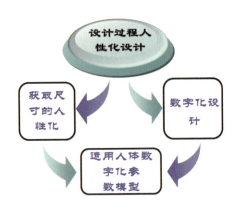

图 4.4　提高设计过程人性化设计方式

3.生产过程的人性化设计

生产过程的人性化设计主要是针对"生产者"提出的。目前，我国的仿真人体模型生产过程比较缓慢，还无法实现大批量生产，有些零部件甚至还是手工生产制造。例如，用于航空弹射的安全仿真人体模型的肌肉和皮肤的模具设计初级阶段是通过手工雕塑来完成的，制作过程相当缓慢。而且由于是纯手工，制作出来的模型也不够精确。因此，生产过程的人性化设计主要体现在实现自动化生产和批量生产上。

仿真人体模型的人性化设计这几个方面的内容并不是孤立存在的，而是通过"以人为本"这个核心思想紧密地联系在一起的。例如，生产过程的人性化设计其实也是考虑了"受用者"，由于生产实现了自动化，节约了资源，在一定程度上也起到了环保的作用。

4.2　人体参数模型在仿真人体模型人性化设计中的应用分析

上一节分析了仿真人体模型人性化设计的内容，其为实现仿真人体模型的人性化设计指明了方向。这一节将详细阐述如何运用人体参数模型来实现仿真人体模型的人性化设计。

4.2.1　在仿真人体模型产品自身的人性化设计中的应用

研制仿真人体模型的目的是让仿真人体模型替代真人，从而研究出最优性能的人—机—环境系统。作为人的"替身"，我国仿真人体模型必须符合我国人体的尺寸特征，必须具有高度的仿生性。

由于人体尺度具有差异性，选择的仿真人体模型的尺寸特征必须具有代表性：首先必须是用我国人体的参数，其次必须选择合适的百分位数。例如，军人和普通人的身高存在差异性，因此军用仿真人体模型所参考的是第 90 百分位数的人体尺寸，而用于汽车安全碰撞用的仿真人体模型所参考的是第 50 百分位数的人体尺寸。只有选定了尺寸，才能对仿真人体模型进行进一步的设计。人性化设计的仿真人体模型必须与人体具有高度的相似性，即高度的仿生性。

仿生学是 20 世纪 60 年代初发展起来的一门交叉学科，主要研究生物系统的结构、功能和工作原理，并将这些原理移植于工程技术之中，发明出性能优越的仪器、装置和机器，创造新技术 [51]。它涉及生物学、数学和工程技术学等学科，是这些学科相互合作的桥梁。

仿生学的主要研究方法是提出模型，进行模拟。其研究程序大致分为以下三个阶段 [52]：第一阶段是对生物原型的研究。根据生产实际提出的具体问题，将研究所得的生物资料予以简化，吸收对技术要求有益的内容，取消与生产技术要求无关的因素，得到一个生物模型；第二阶段是将生物模型提供的资料进行数学分析，用数学的语言把生物模型"翻译"成具有一定意义的数学模型；第三阶段是采用电子、化学、机械等手段，根据数学模型制造出可在工程技术上进行实验的实物模型。

为了提高仿真人体模型的产品自身的人性化设计，必须做到以下几个方面的仿生：人体外部形态的仿生、材料仿生、结构功能仿生、物质能量传递仿生和生物信息传感仿生等。要做到这些仿生，必须借助各种人体参数模型，包括人体外形参数模型、运动力学参数模型和组织等效参数模型。在整个过程中，仿生也决不是简单的仿生，而是要在仿生中创新[53]。

1. 人体外形参数模型的应用

人体外形参数模型的应用是提高仿真人体模型产品自身人性化设计的初级阶段。运用人体的外形参数模型可实现其外部形态的仿生。外部形态的仿生也称为几何形体仿生。只有外部形态相似，才能保障与人体相似的体积和静态与动态的占有及活动空间。由于我国人体按骨性标志分为15个体段，我国仿真人体模型的骨骼、肌肉和皮肤也分为15个体段，即头颈部、上躯干、下躯干、左上臂、左前臂、左手、右上臂、右前臂、右手、左大腿、左小腿、左足、右大腿、右小腿、右足。每一个体段的尺寸都要符合我国人体尺寸特征，而且骨骼、肌肉和皮肤之间相互匹配，保证了和人体外形的高度相似性。例如：图4.5所示为我国军用航空的弹射仿真人体模型，其外部形态高度人型化，与真人的各种外形参数基本符合，在试验中能够真正起到人的替身作用；图4.6所示为用于汽车碰撞的仿真人体模型，其外部形态也高度人型化，能够很好模拟在碰撞过程中的人体的占有和活动空间，便于汽车安全性的设计和评价；图4.7所示为我国辐照仿真人体模型的肢体，其外部形态与人体也相当相似；图4.8所示为医学训练仿真人体模型，其外部形态的相似性几乎可以达到以假乱真的地步。

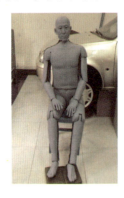 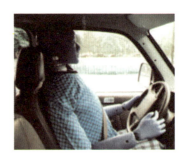

图4.5 弹射仿真人体模型　　　图4.6 汽车安全碰撞仿真人体模型

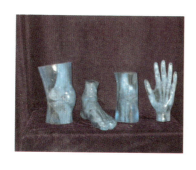 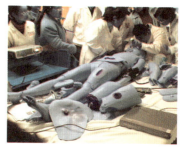

图 4.7　辐照仿真人体模型肢体　　　图 4.8　医学训练仿真人体模型

2. 人体运动力学参数模型的应用

人体运动力学参数模型的应用是提高仿真人体模型产品自身人性化设计的中级阶段。运用人体运动力学参数模型主要是为了实现仿真人体模型的结构功能的仿生。

结构功能仿生包括结构仿生和功能仿生两个方面。功能仿生必须以结构仿生为基础[54]，两者是个统一体。人性化的仿真人体模型的结构功能仿生主要体现在两方面：一是从外部结构考虑，仿真人体模型的 15 个体段的外部结构功能和人体相似；二是从力学角度考虑，仿真人体模型能够实现对人体运动的各种姿势和灵活性的模仿，突出体现在对各个关节自由度以及活动范围的仿生。此外，还要保证在运动过程中，其质量转动半径、在空间限位及阻尼程度上要和真实人体相当。

在此，以我国汽车安全碰撞仿真人体模型为例说明。图 4.9 所示为我国汽车安全碰撞仿真人体模型的上肢和下肢运动学参数（该参数为成年男性参数）。显然，这些参数与第三章所描述的我国人体各部分的的自由度和活动范围相当。为了获得相关的参数，根据仿真人体模型的自由度，在仿真人体模型内部安装了相应个数的角位移传感器，如表 4.1 所示。而且，为保证人体模型具有和人体静态、动态撞击时相似的频率特性，使实验中不出现信号丢失和过载的情况，要求传感器的动态频率和静态频率测量范围和人体的基本参数相一致。

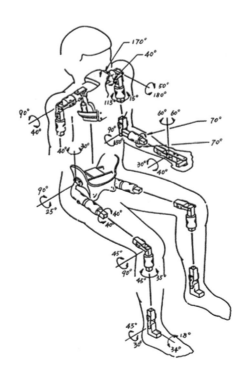

图 4.9　汽车安全碰撞仿真人体模型的上下肢运动学参数

表4.1　我国汽车安全碰撞仿真人体模型的上肢和下肢运动学参数及传感器设计

上肢运动学参数				下肢运动学参数			
关　节	自由度	活动范围	传感器设计	关　节	自由度	活动范围	传感器设计
肩关节	2	170°～–40°	2个角位移传感器	髋关节	2	90°～–25°	2个角位移传感器
		180°～–50°				40°～–30°	
上臂	1	115°～–15°	1个角位移传感器	大腿	1	40°～–40°	1个角位移传感器
肘关节	1	50°～–90°	1个角位移传感器	膝关节	1	45°～–90°	1个角位移传感器

| 上肢运动学参数 | | | | 下肢运动学参数 | | | |
关　节	自由度	活动范围	传感器设计	关　节	自由度	活动范围	传感器设计
前臂	1	70°～-70°	拉力传感器	小腿	0	—	5组应变片
腕关节	1	60°～-60°	—	踝关节	1	45°～-30°	—
手	0	—	—	脚	0	—	—

目前，我国汽车安全碰撞仿真人体模型的个别关节在结构设计上还不够仿生，不能完全符合人体的运动力学参数模型，如肩关节的设计。目前，我国汽车安全碰撞仿真人体模型的肩部的前后运动范围不够，锁骨结构不明显，而且显得有些笨重，如图 4.10 所示。为提高人性化设计水平，本书重新设计了一种结构，如图 4.11 所示。改进后的结构具有更高的仿生性，所获得的数据也更可靠。

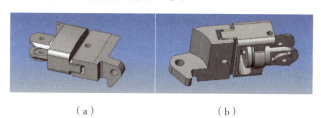

（a）　　　　　　　　　　　　（b）

图 4.10　原始肩关节结构

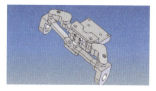

图 4.11　改进肩关节结构

3. 人体组织等效参数模型的应用

人体组织等效参数模型的应用是提高仿真人体模型产品自身人性化设计的高级阶段。运用组织等效参数模型主要是实现仿真人体模型的材料仿生、物质能量传递过程仿生和生物信息传感仿生。根据不同需要，不同类型的仿真人体模型的组织等效参数有所不同。例如，对辐照仿真人体模型要求辐射等效，对高速运载工具的仿真人体模型要求力学参数等效，用于电磁波微波测量的仿真人体模型则要求"微波等效"，用于环境温度、湿度测量的仿真人体模型则要求"热力学等效"。

（1）材料仿生。材料仿生是指受生物启发或者模仿生物的各种特性而开发出新材料的仿生技术。仿真人体模型的材料仿生主要是根据其要模拟的人体特性（如生物力学特性、辐射特性、骨架的特性等），开发出能够等效这些特性的材料，即材料组织的等效性。材料组织等效性是我国仿真人体模型在仿生技术上的又一个创新。例如：用于高速运载工具安全碰撞的仿真人体模型，其材料的组织等效性要求能够保证人体模型在碰撞时与人体有相似力学等效特征，能重现力、加速度、动量、冲量的传递；用于辐射的仿真人体模型，其材料组织等效性则要求遵循材料元素组成、分子结构、感观特性尽可能与人体相近的原则，保证与物质波作用时重现相似的能量的传递和吸收特性。

在此，以汽车安全碰撞仿真人体模型来进一步说明。汽车安全碰撞仿真人体模型的材料组织等效性主要包括三大部分：骨架的支撑材料、肌肉脂肪橡胶弹性材料和各关节连接的纤维韧性材料。根据生物力学等效性和骨架特性，各部分的材料组织等效性设计表现如下：采用钢和铝合金的刚性支撑材料作为骨的替代材料，用不同的发泡材料替代肌肉；用较高机械强度的具有人体质感的弹性材料作为人体模型的保护外层；人体的关节韧性的连接采用了有黏性的橡胶塑料材料。此外，为保证人体模型的关节仿生运动，还配置了替代关节囊的自动化材料、替代人体筋腱连接和肌肉收缩的阻力材料以及模拟人体关节运动自由度和活动度的纤维材料等。图4.12 所示为我国汽车安全碰撞仿真人体模型的骨架、皮肤和肌肉。

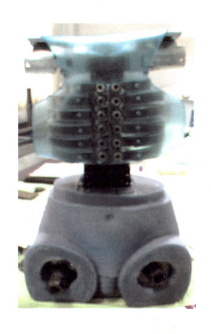

图 4.12　汽车安全碰撞仿真人体模型的骨架、肌肉、皮肤

（2）物质能量传递过程仿生。物质能量传递过程仿生是指模仿人体接受外部物质能量的传递规律的仿生学。我国仿真人体模型中的物质能量传递过程仿生主要是以物理学和化学的原理，模仿人体接受外部各种物质能量的传递规律，如辐射、热的传导，微波和光的穿透力等。由于人体在高辐射、高热、高强光，以及一些波（如次生波，有报道称次生波对人体有着巨大的危害 [55]）作用下受到的伤害很大，为了得到这些参数，用于实验的仿真人体模型必须和真人有相似的物质能量传递过程。物质能量传递过程的仿生广泛应用于医学和军事等领域，可造福人类。

物质能量传递过程仿生要求其内部结构即仿真人体模型的骨骼、肌肉、关节及韧带组成的弹性结构和内部器官的排列和镶嵌结构与人体相似。例如，用于辐照的仿真人体模型具有复杂的多介质的镶嵌结构，有各向异性特点，能够重现人体正常和病理解剖特征，如图 4.13 所示。

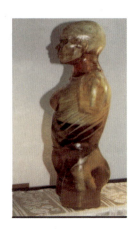

图 4.13　辐照仿真人体模型

（3）生物信息传感仿生。生物信息传感仿生是电子仿生学的一个部分。电子仿生学是模仿人体自动控制和外界环境反映的仿生学。我国仿真人体模型的生物信息传感仿生主要体现在模仿人体五大感觉器官（眼、耳、鼻、舌、皮肤）的一些功能，使仿真人体模型在视觉、听觉、嗅觉、味觉和触觉上和人体具有相似性。生物信息传感仿生在军事上有着广泛的应用前景。目前，林大全教授正在研究一种具有高度生物信息传感仿生的军用仿真人体模型，旨在通过这些仿真人体模型，能够研制出具有优秀人机工程学性能的武器装备，使军人在使用这些武器装备的条件下，在各种温度、湿度、压力、冲击力、微波等环境下，具有充分的安全保障。

4.产品自身人性化设计的其他注意方面

仿真人体模型生产出来后，最终需要运输到模拟试验场地。因此，是否便于运输、安装和拆卸是进行产品自身人性化设计时不容忽视的问题。

为了方便运输，一般不把仿真人体模型装配好后再运输，而是把单个零部件一起运输到使用者手中。因此，安装与拆卸是不可避免的。人性化设计的仿真人体模型的安装与拆卸必须符合人机工程学原理。

下面以用于军用航空的安全仿真人体模型为例进行说明。军用航空安全仿真人体模型包括骨骼、肌肉和皮肤（通常把皮肤和肌肉连在一起，以下简称"肌肉")。肌肉是包在骨骼外面起保护作用的。首先是骨骼的拆卸。各体段骨骼之间是通过各种连接件，如螺钉螺母来完成的。为了安装、拆卸方便，提高工作效率，避免采用多种规格的螺钉，所用通用件为统一的一种或两种（最多不超过三种），力争在组装和拆卸过程中能够迅速辨认，而且应尽量实现免工具装卸，使整个安装、拆卸过程人性化。其次是肌肉的安装与拆卸。为了方便装卸，我们采用了强力拉链的结构，如图 4.14 所示。

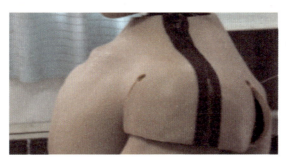

图 4.14　航空安全仿真人体模型的肌肉拉链结构

经过替身试验后，仿真人体模型必会受到一定的损坏。为了节约成本，人性化设计的仿真人体模型能够实现部分维修。因此，在设计时，为仿真人体模型设计了一个自适应调节功能，通过这个自适应调节功能，可以实现损坏一部分后进行部分维修，而不会让整个仿真人体模型报废，从而延长了仿真人体模型的使用寿命，在一定程度上降低了成本，节约了资源，保护了环境。

4.2.2　在仿真人体模型设计和生产过程的人性化设计中的应用

在仿真人体模型设计和生产过程的人性化设计中，运用了人体的数字化参数模型，通过人体数字化参数模型的合理运用，大大提高了其人性化设计水平。

1. 人体数字化参数模型在设计过程人性化设计中的应用

（1）获取尺寸的人性化设计。目前，我国仿真人体模型在尺寸设计阶段的周期太长，难以获得需要的数据，而且随着仿真人体模型的需求量不断增大，需要研制出越来越多不同身高和体重的仿真人体模型，这样设计尺寸的获得将更加麻烦。为了实现这一过程的人性化，本书运用人体数字化参数模型。通过分析各个环节的主要参数尺寸：长度、体积、惯性参数（质量、质心和转动惯量）以及几个重要的围径（头围、胸围、腰围、臀围）与身高和体重两基本尺寸之间的相关关系，建立了相应的数学模型——回归方程。通过回归方程，在给定身高和体重尺寸的情况下，能够快速计算出各体段的主要参数尺寸。

在这一过程中，主要是按以下步骤来进行，如图 4.15 所示。

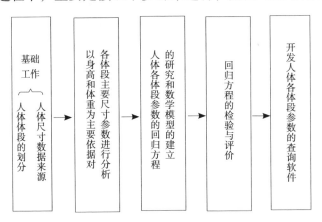

图 4.15　获取尺寸人性化设计的流程图

首先，把人体按第三章的划分方法划分为 15 个体段并对各体段尺寸以及身高、体重尺寸进行数据分析。数据分析首先要有数据来源。本书的数据主要有以下几个来源：《中国成年人人体尺寸》（GB 10000—88）提供的成人人体基础数据、《中国人解剖学数值》[56]、CT 图像分析、有限元计算和经验公式计算。

其次，对这些尺寸进行数据处理，进行各体段参数尺寸和身高、体重两基本尺寸间的相关分析和回归分析。先做定性分析，再进行定量分析。本书中，定性分析通过相关分析即通过计算两两之间相关系数和协方差来判断。定量分析则通过回归分析来实现。建立回归方程之后，对回归方程和回归系数的显著性分别进行检验。相关系数和协方差以及回归方程的求法在第三章中已有论述，这里不再详细论述。

由于相关分析和回归分析的计算量相当大，常借助统计学计算软件进行辅助分析。目前，常用的进行相关分析和回归分析的软件 [57] 有：DPS（Data Processing System，数据处理系统）、SAS（Statistical Analysis System，统计分析系统）、EViews（Econometrics Views，计量经济学软件包）、SPSS（Statistical Product and Service Solution，统计产品与服务解决方案）、Excel（微软公司生产的表格处理软件）等。由于 Excel 软件和 EViews 软件的普遍性和易用性，本书采用这两个软件进行分析。具体的操作过程，以研究我国成年女性上臂长和身高、体重之间的相关关系为例进行说明。

① Excel 软件操作步骤。

a. 进行二元的相关系数和协方差分析。

（a）按图 4.16 所示在 A，B，C 列分别键入身高、体重、上臂长的 28 组数据。（虽然只有 28 组数据，但由于这 28 组数据是通过大量的人体测量数据统计处理的结果，对这 28 组数据进行二次处理，仍可说具有大样本观察值。）

身高 (mm) X₁	体重 (kg) X₂	上臂长 (mm)

我国成年女性上臂长、身高、和体重两两之间的相关系数和协方差分析

身高 (mm) X_1	体重 (kg) X_2	上臂长 (mm)
1499	39	252
1484	42	262
1503	44	267
1570	52	284
1640	63	303
1689	66	308
1697	74	319
1457	38	253
1494	40	263
1512	42	266
1580	49	286
1647	57	304
1667	60	309
1709	66	319
1449	39	253
1486	42	263
1504	44	267
1572	51	285
1642	62	304
1661	65	309
1698	72	320
1449	40	251
1486	44	260
1504	46	282
1572	55	282
1642	66	301
1661	70	306
1698	76	317

相关系数矩阵：

	身高 (mm) X_1	体重 (kg) X_2	上臂长 (mm)
身高 (mm) X_1	1		
体重 (kg) X_2	0.962816831	1	
上臂长 (mm)	0.992245923	0.964294911	1

协方差矩阵：

	身高 (mm) X_1	体重 (kg) X_2	上臂长 (mm)
身高 (mm) X_1	7821.102041		
体重 (kg) X_2	1035.091837	147.7755102	
上臂长 (mm)	2081.071429	278	562.42857

图 4.16　我国成年女性上臂长、身高和体重两两之间的相关系数和协方差分析

（b）单击菜单中的"文件—选项—加载项"，在弹出对话框中选择"分析工具库"，确定后，则数据选项卡中便会出现"数据分析"，如图 4.17 所示。

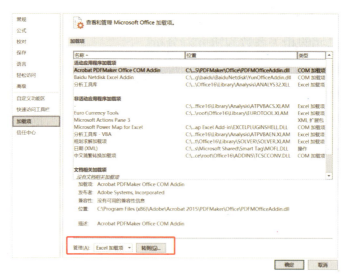

（a）

图 4.17　调出 Excel 的分析工具库过程

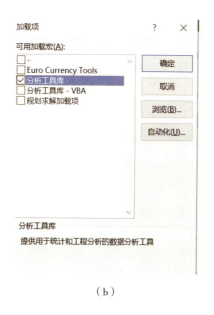

（b）

图 4.17　调出 Excel 的分析工具库过程（续）

（c）单击菜单中的"数据—数据分析—相关系数"，单击"确定"按钮，弹出"相关系数"对话框，设置如图 4.18 所示，即可得到体重与身高、上臂长与身高、上臂长与体重两两之间的 Pearson 相关系数：0.963，0.992，0.964。

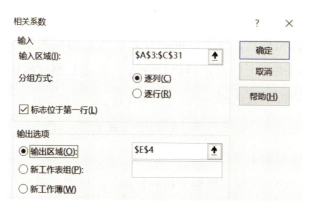

图 4.18　相关系数分析对话框设置

（d）单击菜单中的"数据—数据分析—协方差"，单击"确定"按钮，弹出"协方差"对话框，在对话框设置如图4.19所示，即可得到体重与身高、上臂长与身高、上臂长与体重两两之间的协方差分别为1 035.092，2 081.071，278，身高、体重、上臂长的总体方差分别为7821.102，147.776，562.429。

结果分析：身高、体重、上臂长两两之间的相关系数和协方差都是正值，且都比较大，因此两两之间都存在较强的正相关关系，同时可以看出上臂长与身高的相关性更显著。

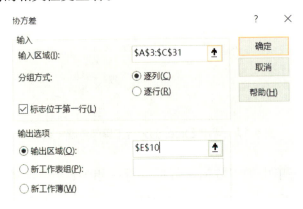

图4.19　协方差分析对话框设置

b. 进行二元线性回归分析并检验。

由于上臂长和身高、体重之间都存在着密切的相关关系，可以根据身高、体重的数据来对上臂长进行回归分析，并建立相应的回归方程。二元线性回归方程的数学表达式：

$$Y = B_0 + B_1X_1 + B_2X_2 \tag{4-1}$$

具体操作过程如下：

单击菜单中的"数据—数据分析—回归"，单击"确定"按钮，弹出的"回归"对话框按图4.20设置。在"Y值输入区域"中，选"$C\$3:\$C\$31$"，"X值输入区域"，选"$A\$3:\$B\$31$"，勾选"标志"复选框，而置信度采用默认的95%，可以不勾选，即将A和B列数据（身高、体重）分别当成自变量，与 C 列的因变量 Y 进行线性回归分析。"输出选项"选择"新工作表组"并命名为"女上臂长"。为了看到线性拟合的残差图、线性拟合图以及正态概率图等，勾选对应项目的复选框。获得的回归分析结果如图 4.21 所示。

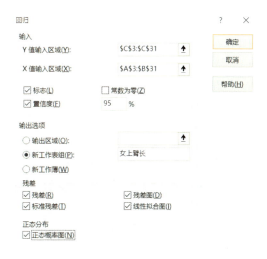

图 4.20　回归分析对话框设置

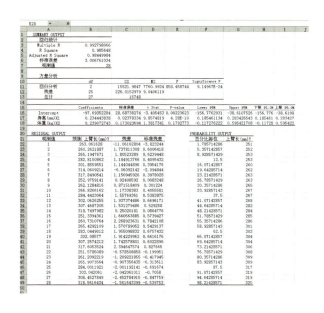

图 4.21　回归分析数据输出结果

结果分析：通过回归分析，所获得的决定系数为 R^2=0.986（B4 单元格值），模型拟合效果很好，复相关系数为 R=0.993（B3 单元格值），通过查询相关系数检验临界值表，对于给定 α =0.05，临界值为 0.138，R=0.993>0.138，因此线性回归的相关性显著，标准误差 S_y =3.007（B6 单元格值），同时可以看出： B_0 =-97.694（B16 单元格值）， B_1 =0.234（B17 单元格值）， B_2 =0.239（B18 单元格值）。由此可得所求的二元线性回归方程如下：

Y（上臂长）=-97.694+0.234 X_1（身高）+0.239 X_2（体重）　　（4-2）

② EViews 软件操作步骤。

回归分析也可以用 EViews 来完成，得到的结果是一样的。仍然以图 4.16 的数据为例，我国女性上臂长（mm）用 y 表示，身高（mm）用 X_1 表示，体重（kg）用 X_2 表示，步骤如下。

a. 建立工作文件，打开 EViews，点击 File 创建新的工作表，如图 4.22 所示。

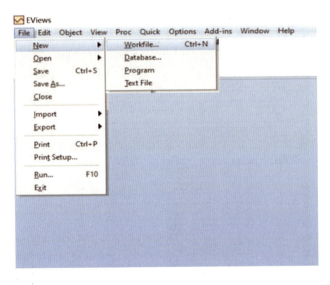

图 4.22　创建工作表

b. 点击选择"Integer date"，创立界面数据，如图 4.23 所示。

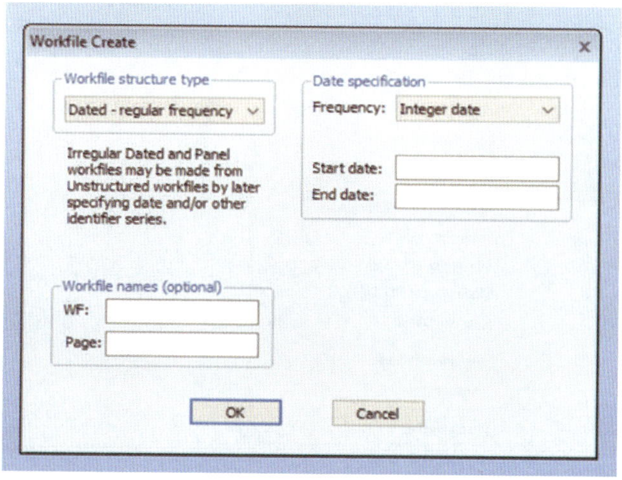

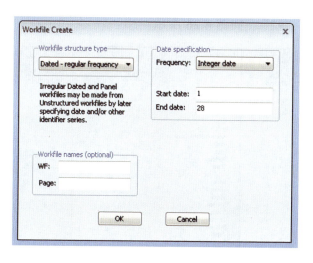

图 4.23 建立界面数据

c. 在"Start date"和"End date"中设置 28 个样本量，点击 OK，如图 4.24 所示。

图 4.24 设置样本总量

d. 创建 Object，点击页面上方"Object"，继续点击"New Object"，如图 4.25 所示。

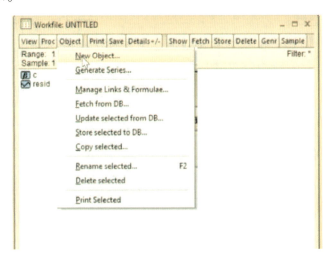

图 4.25　新建对象

e. 在出现的工作表中，选择"Series"，并命名为"y"。依次按照操作创建序列 "x1""x2"，如图 4.26 所示。

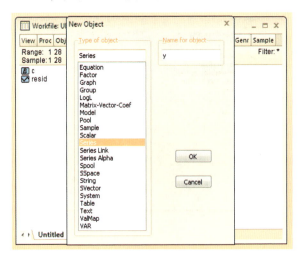

图 4.26　创建序列

　　f. 点击序列 y, 选中数据列右击"Edit", 然后将对应的数据复制过来。依次将数据复制到 x1, x2 序列中, 如图 4.27 所示。

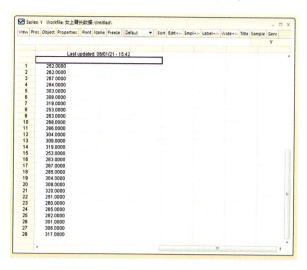

图 4.27　把女上臂长数据复制到序列

　　g. 选中 x1, y 两个序列, 单击右键选择"Open—as Group", 如图 4.28 所示。

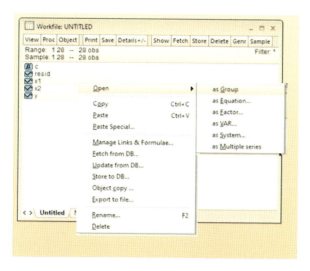

图 4.28　打开组对话框设置

h. 在出现的工作表中，点击"View"，选择"Graph..."，进而点击"Scatter"，得到身高 x1 与女性上臂长 y 的散点图，如图 4.29、图 4.30 所示。

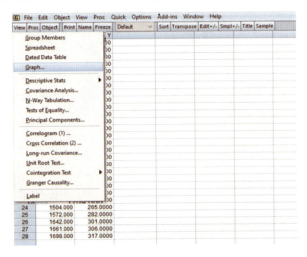

图 4.29 散点图生成设置

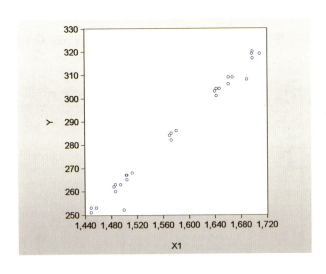

图 4.30 身高 x1 与女性上臂长 y 的散点图

i.重复上述操作，得到体重 x2 与女性上臂长 y 散点图，如图 4.31 所示。

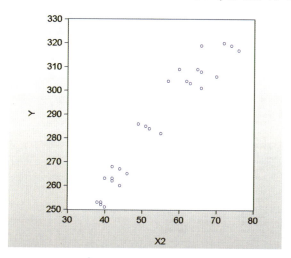

图 4.31　体重 x2 与女性上臂长 y 散点图

j.同时选中 x1，x2，y 工作表，右键选择"Open—as Group"。点击
"view"，选择"Descriptive Stats—Cmmon Sample"，进行数据的描述统计，
如图 4.32、图 4.33 所示。

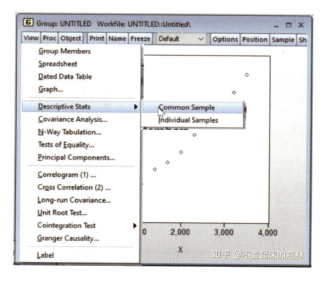

图 4.32　描述性统计对话框设置

obs	Y	X2	X1
1	252.0000	39.00000	1499.000
2	262.0000	42.00000	1484.000
3	267.0000	44.00000	1503.000
4	284.0000	52.00000	1570.000
5	303.0000	63.00000	1640.000
6	308.0000	66.00000	1689.000
7	319.0000	74.00000	1697.000
8	253.0000	38.00000	1457.000
9	263.0000	40.00000	1494.000
10	268.0000	42.00000	1512.000
11	286.0000	49.00000	1580.000
12	304.0000	57.00000	1647.000
13	309.0000	60.00000	1667.000
14	319.0000	66.00000	1709.000
15	253.0000	39.00000	1449.000
16	263.0000	42.00000	1486.000
17	267.0000	44.00000	1504.000
18	285.0000	51.00000	1572.000
19	304.0000	62.00000	1642.000
20	309.0000	65.00000	1661.000
21	320.0000	72.00000	1698.000
22	251.0000	40.00000	1449.000
23	260.0000	44.00000	1486.000
24	265.0000	46.00000	1504.000
25	282.0000	55.00000	1572.000
26	301.0000	66.00000	1642.000
27	306.0000	70.00000	1661.000
28	317.0000	76.00000	1698.000

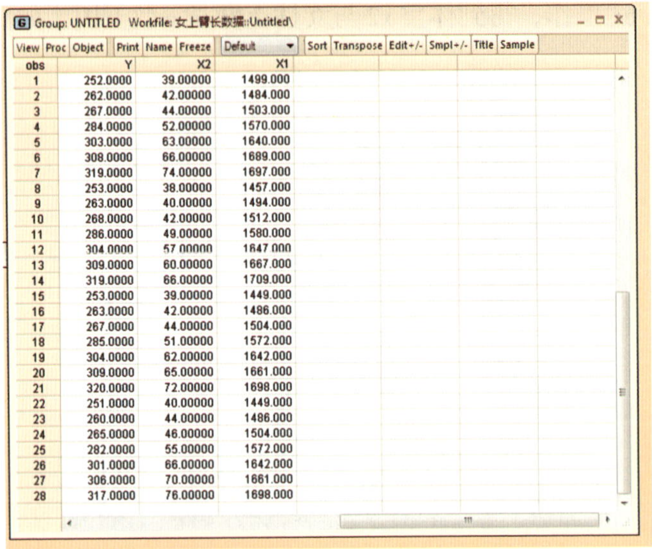

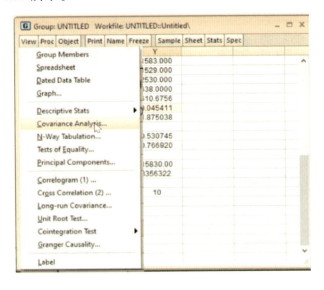

图 4.33　分析数据

k. 点击“View”，选择“Covariance Analysis...”进行协方差分析，如图 4.34、图 4.35 所示。

图 4.34　协方差分析对话框

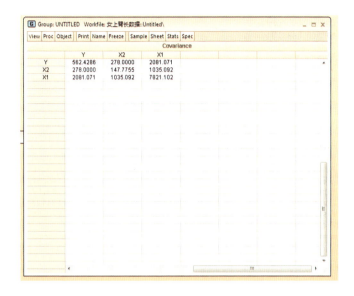

图 4.35　协方差分析结果

l. 创建估计方程。令上臂长为被解释变量 Y，身高为解释变量 X1，体重为解释变量 X2，如图 4.36 所示。

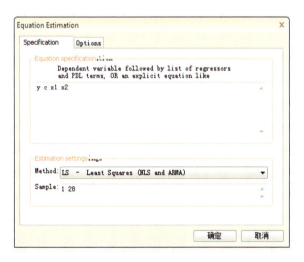

图 4.36　创建回归方程对框设置

得到回归分析结果，如图 4.37 所示。

Dependent Variable: Y
Method: Least Squares
Date: 06/01/21   Time: 15:47
Sample: 1 28
Included observations: 28

Variable	Coefficient	Std. Error	t-Statistic	Prob.
C	-97.69352	28.68738	-3.405453	0.0022
X1	0.234444	0.023783	9.857482	0.0000
X2	0.239073	0.173024	1.381734	0.1793

R-squared	0.985648	Mean dependent var	285.0000
Adjusted R-squared	0.984500	S.D. dependent var	24.15076
S.E. of regression	3.006761	Akaike info criterion	5.140561
Sum squared resid	226.0153	Schwarz criterion	5.283297
Log likelihood	-68.96785	Hannan-Quinn criter.	5.184197
F-statistic	858.4587	Durbin-Watson stat	1.270960
Prob(F-statistic)	0.000000		

图 4.37　EViews 回归分析结果

结果分析：通过 EViews 回归分析，获得的决定系数为 R^2=0.986（如表中 R-squared 数值所示），数值趋近于 1，表示拟合优度高，拟合效果很好。同时，参数显著性检验 t 检验对应的 Porb. 数值 0.002 2 远小于 0.05，说明显著性较强。

可得所求的二元线性回归方程：

Y（上臂长）=-97.694+0.234 X_1（身高）+0.239 X_2（体重）　　（4-3）

由以上分析可知，两种方法得到的结果是一样的。由于 Excel 软件比较通用，后续的分析以 Excel 为主。

从图 4.21 的方差分析中的 F 检验我们也可以得出回归方程的显著性：由于置信度为 95%，显著性水平为 α =0.05，F 检验下的 p=（9.150E-24）<0.05，说明回归方程的高度显著性。t 检验下身高、体重回归系数的 p 值分别为 p_1=4.28E-10，p_2=0.1793，我们发现，$p_1<\alpha$ =0.05，但 $p_2>\alpha$ =0.05，因此身高这个变量的作用是显著的，而体重这个变量对上臂长的影响不显著，可以考虑剔除，从而建立相应的一元线性回归方程。由于剔除与否对整体分析的精度影响不大，为了和国标中的惯性参数的回归方程统一，本书中仍然保留了体重这个变量。事实上，上臂长与体重尺寸确实存在着相关关系，图 4.38 所示是我国成年男性的上臂长与身高和体重的回归分析结果。从图中可以看出：t 检验下的 $p_1 = 7.41\text{E}-21$，$p_2 = 2.61\text{E}-10$，均小于 $\alpha = 0.05$。因此，身高与体重两个变量对上臂长的作用都比较显著。

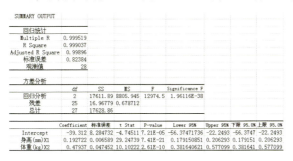

图 4.38　男性回归分析数据输出结果

同时，还得到了回归分析的残差图、线性拟合图以及正态概率图，如图 4.39 至图 4.43 所示。这些图的数据来源于图 4.21 所示的残差输出和正态分布输出。

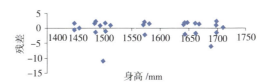

图 4.39　身高残差图

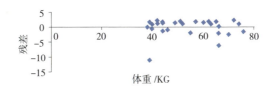

图 4.40　体重残差图

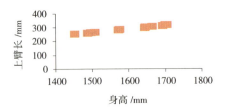

图 4.41　上臂长与身高的线性拟合图

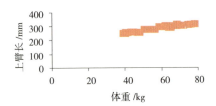

图 4.42　上臂长与体重的线性拟合图

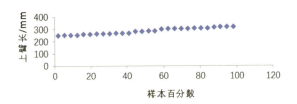

图 4.43　样本百分数（正态分布图）

　　依照类似的方法，对我国成年男性和女性的其他体段的长度和几个重要的围径尺寸与身高和体重两基本尺寸进行同样的相关分析和回归分析，也得到了二元线性回归方程。具体过程不再详述，这里只给出分析结果，即二元线性回归方程以及对应的复相关系数 R 和标准误差 S_y。其中，分析的数据主要来源于《中国成年人人体尺寸》（GB 10000—88），由于头颈长、上躯干长和下躯干长国标中没有直接的尺寸数据，可根据体段划分分界点的位置，通过国标中的其他尺寸计算得到。所有的数据来源参见附录 1 和附录2。

我国男性和女性各体段长度对身高和体重的二元回归方程系数表如表4.2、表4.3所示。

表4.2　男性各体段长度对身高和体重的二元回归方程系数表

体　段	回归方程常数项	身高的回归系数	体重的回归系数	复相关系数	标准误差
	B_0	B_1	B_2	R	S_y
头 颈	−16.916	0.190	−0.842	0.968	2.161
上躯干	29.336	0.098	0.358	0.999	0.745
下躯干	60.049	0.201	0.733	0.999	1.524
上 臂	−39.312	0.193	0.479	0.999 5	0.823
前 臂	−81.495	0.177	0.353	0.999	0.819
手	6.155	0.093	0.326	0.999	0.657
大 腿	−166.796	0.367	0.278	0.999	1.587
小 腿	−153.322	0.299	0.354	0.999	0.873
足	0.777	0.136	0.306	0.999 6	0.503

注：回归方程为 $Y= B_0 + B_1X_1 + B_2X_2$。
X_1 为身高，单位为 mm；X_2 为体重，单位为 kg；Y 为长度，单位为 mm

表4.3　女性各体段长度对身高和体重的二元回归方程系数表

体　段	回归方程常数项	身高的回归系数	体重的回归系数	复相关系数	标准误差
	B_0	B_1	B_2	R	S_y
头 颈	79.953	0.108	−0.256	0.967	1.861
上躯干	−5.93	0.127	0.158	0.994	1.538
下躯干	−12.137	0.260	0.324	0.994	3.149

续　表

体　段	回归方程常数项	身高的回归系数	体重的回归系数	复相关系数	标准误差
	B_0	B_1	B_2	R	S_y
上　臂	−97.694	0.234	0.239	0.993	3.007
前　臂	−110.395	0.197	0.255	0.994	2.384
手	−6.120	0.103	0.283	0.995	1.371
大　腿	−208.738	0.406	0.130	0.993	4.833
小　腿	−202.371	0.340	0.184	0.993	3.949
足	−11.589	0.144	0.235	0.994	1.745

注：回归方程为 $Y = B_0 + B_1X_1 + B_2X_2$。
X_1 为身高，单位为 mm；X_2 为体重，单位为 kg；Y 为长度，单位为 mm

　　我国男性和女性各体段围径对身高和体重的二元回归方程系数表如表4.4、表4.5 所示。

表4.4　男性各体段主要围径对身高和体重的二元回归方程系数表

体　段	回归方程常数项	身高的回归系数	体重的回归系数	复相关系数	标准误差
	B_0	B_1	B_2	R	S_y
头围	210.355	0.189	0.546	0.999	0.892
胸围	629.364	−0.121	7.388	0.998	6.556
腰围	1 115.950	0.700	13.439	0.997	9.358
臀围	510.464	0.006	5.951	0.998	4.808

注：回归方程为 $Y = B_0 + B_1X_1 + B_2X_2$。
X_1 为身高，单位为 mm；X_2 为体重，单位为 kg；Y 为围径，单位为 mm

表4.5　女性各体段主要围径对身高和体重的二元回归系数表

体　段	回归方程常数项	身高的回归系数	体重的回归系数	复相关系数	标准误差
	B_0	B_1	B_2	R	S_y
头围	171.585	0.215	0.658	0.995	2.720
胸围	518.523	−0.102	9.018	0.999	5.279
腰围	863.499	−0.560	15.184	0.997	11.369
臀围	421.244	0.089	6.481	0.998	5.557
注：回归方程为 $Y= B_0 + B_1X_1 + B_2X_2$。 X_1 为身高，单位为 mm；X_2 为体重，单位为 kg；Y 为围径，单位为 mm					

各体段体积对身高和体重的二元回归方程，在段冬旭、王晓惠[58-59]等研究的基础上，根据本书的需要做了适当的修正。修正后的回归方程系数表如表 4.6 和表 4.7 所示。

表4.6　男性各体段体积对身高和体重的二元回归方程系数表

体　段	回归方程常数项	身高的回归系数	体重的回归系数	复相关系数	标准误差
	B_0	B_1	B_2	R	S_y
头颈	4 017.444	−0.325	20.192	0.392	51.995
上躯干	−3 996.191	6.106	73.632	0.434	190.905
下躯干	6 710.722	−4.158	259.228	0.510	269.741
上臂	−931.164	0.428	12.103	0.406	24.263
前臂	−69.775	0.179	7.335	0.434	12.719
手	−47.471	0.059	3.261	0.756	2.188
大腿	4.969	0.446	113.992	0.715	77.479

续　表

体　段	回归方程常数项	身高的回归系数	体重的回归系数	复相关系数	标准误差
	B_0	B_1	B_2	R	S_y
小腿	−888.858	0.597	31.732	0.453	48.829
足	−428.282	0.210	12.405	0.618	12.159
整体	6 095.980	5.180	685.417	0.782	390.043

注：回归方程为 $Y = B_0 + B_1X_1 + B_2X_2$。
X_1 为身高，单位为 mm；X_2 为体重，单位为 kg；Y 为体积，单位为 cm^3

表4.7　女性各体段体积对身高和体重的二元回归方程系数表

体　段	回归方程常数项	身高的回归系数	体重的回归系数	复相关系数	标准误差
	B_0	B_1	B_2	R	S_y
头颈	−1 468.224	3.091	13.890	0.566	38.640
上躯干	2 730.565	0.710	117.192	0.703	97.006
下躯干	−16 242.674	11.530	222.495	0.751	203.208
上臂	−189.029	0.027	30.274	0.793	18.510
前臂	−334.869	0.257	10.200	0.694	9.516
手	110.319	0.076	−0.344	0.651	5.930
大腿	−6 155.377	5.009	105.983	0.740	96.282
小腿	−2 303.438	1.674	34.395	0.755	30.137
足	1 386.171	−1.028	16.191	0.644	11.407
整体	−31 708.035	28.370	743.044	0.896	353.131

注：回归方程为 $Y = B_0 + B_1X_1 + B_2X_2$。
X_1 为身高，单位为 mm；X_2 为体重，单位为 kg；Y 为体积，单位为 cm^3

由于《成年人人体惯性参数》（GB/T 17245—2004）（附录 4）中详细研究了我国成年人的人体惯性参数（质量、质心和转动惯量）对身高和体重的回归方程，且本书的研究数据也主要来自国标，因此本书根据需要，稍加修正进行引用。最后的回归方程系数表如表 4.8 至表 4.11 所示。

表4.8　男性各体段质量和质心对身高和体重的二元回归方程系数表

环　节	质量（m）	回归方程常数项	身高的回归系数	体重的回归系数	复相关系数
	质心（$m.c$）	B_0	B_1	B_2	R
头　颈	m	2.954 0	0.000 1	0.040 0	0.435
	$m.c$	69.400 0	0.013 0	0.510 0	0.406
上躯干	m	−5.001 0	0.005 0	0.111 0	0.556
	$m.c$	−66.650 0	0.121 0	−0.330 0	0.481
下躯干	m	2.286 0	−0.002 7	0.298 0	0.729
	$m.c$	40.370 0	0.087 0	−0.120 0	0.435
上　臂	m	−0.323 0	0.000 1	0.030 0	0.598
	$m.c$	15.150 0	0.080 0	0.160 0	0.507
前　臂	m	−0.277 0	0.000 1	0.016 0	0.582
	$m.c$	12.940 0	0.054 0	0.450 0	0.514
手	m	−0.424 0	0.000 4	0.003 0	0.780
	$m.c$	71.620 0	0.013 0	0.340 0	0.509
大　腿	m	−0.093 0	−0.000 4	0.152 0	0.756
	$m.c$	−122.520 0	0.235 0	−0.310 0	0.808
小　腿	m	−0.834 0	−0.000 2	0.061 0	0.735
	$m.c$	23.470 0	0.095 0	0.500 0	0.520

续　表

环　节	质量（*m*）	回归方程常数项	身高的回归系数	体重的回归系数	复相关系数
	质心（*m.c*）	B_0	B_1	B_2	R
足	*m*	−0.715 0	0.000 7	0.006 0	0.813
	m.c	35.130 0	0.003 0	−0.020 0	0.377
整　体	*m.c*	−32.295 7	0.478 0	−0.444 3	0.833

注：回归方程为 $Y = B_0 + B_1X_1 + B_2X_2$ ；
X_1 为身高，X_2 为体重；
质量（*m*）、体重单位为 kg，身高单位为 mm；
质心位置（*m.c*）是从测量起点至环节质心的距离，单位为 mm；
整体质心起点为头顶点

表4.9　女性各体段质量和质心对身高和体重的二元回归方程系数表

体　段	质量（*m*）	回归方程常数项	身高的回归系数	体重的回归系数	复相关系数
	质心（*m.c*）	B_0	B_1	B_2	R
头　颈	*m*	1.605 0	0.000 9	0.024 0	0.459
	m.c	64.300 0	0.021 0	0.320 0	0.391
上躯干	*m*	−9.672 0	0.007 7	0.113 0	0.559
	m.c	3.890 0	0.061 0	0.360 0	0.540
下躯干	*m*	−9.440 0	0.005 5	0.261 0	0.790
	m.c	−87.080 0	0.183 0	−0.610 0	0.642
上　臂	*m*	1.121 0	−0.001 1	0.039 0	0.744
	m.c	26.710 0	0.064 0	0.460 0	0.418
前　臂	*m*	−0.288 0	0.000 1	0.014 0	0.720
	m.c	56.780 0	0.019 0	0.620 0	0.498

体　段	质量（m） 质心 （$m.c$）	回归方程常数项 B_0	身高的回归系数 B_1	体重的回归系数 B_2	复相关系数 R
手	m	−0.003 0	0.000 1	0.002 0	0.249
	$m.c$	84.060 0	0.009 0	0.300 0	0.303
大 腿	m	−3.193 0	0.002 2	0.145 0	0.755
	$m.c$	63.700 0	0.114 0	0.040 0	0.390
小 腿	m	−2.702 0	0.001 8	0.042 0	0.737
	$m.c$	−43.570 0	0.141 0	0.350 0	0.776
足	m	−0.684 0	0.000 6	0.010 0	0.484
	$m.c$	−0.590 0	0.019 0	0.150 0	0.448
整 体	$m.c$	−95.146 7	0.531 1	−0.545 7	0.921

注：回归方程为 $Y = B_0 + B_1 X_1 + B_2 X_2$ ；
X_1 为身高，X_2 为体重；
质量（m）、体重单位为 kg，身高单位为 mm ；
质心位置（$m.c$）是从测量起点至环节质心的距离，单位为 mm ；
整体质心起点为头顶点

表4.10　男性各体段转动惯量对身高和体重的二元回归方程系数表

体　段	转动 惯量	回归方程常数项 B_0	身高的回归系数 B_1	体重的回归系数 B_2	复相关系数 R
头颈	I_x	27 149.4	7.22	−115.8	0.126
	I_y	25 082.1	11.54	−177.3	0.197
	I_z	18 641.0	3.82	−105.0	0.190
上躯干	I_x	−234 173.2	165.88	1 181.0	0.550
	I_y	−143 387.9	97.55	772.6	0.518
	I_z	−51 335.7	33.95	1 702.4	0.475

续　表

体　段	转动惯量	回归方程常数项 B_0	身高的回归系数 B_1	体重的回归系数 B_2	复相关系数 R
下躯干	I_x	−187 498.0	68.94	6 343.1	0.545
	I_y	−174 836.1	79.08	5 339.4	0.505
	I_z	69 927.7	−91.15	3 448.5	0.695
上臂	I_x	−18 962.4	12.23	165.6	0.525
	I_y	−20 439.4	12.71	183.1	0.552
	I_z	−195.3	0.92	3.4	0.237
前臂	I_x	−8 113.5	5.04	42.9	0.677
	I_y	−7 438.3	4.64	41.3	0.648
	I_z	−627.9	0.05	21.4	0.474
大腿	I_x	−370 537.7	286.21	428.4	0.834
	I_y	−366 488.9	280.78	554.9	0.831
	I_z	6 527.0	−14.61	716.5	0.674
小腿	I_x	−30 104.4	20.12	299.0	0.461
	I_y	−29 916.4	20.09	293.0	0.459
	I_z	−1 777.6	−0.33	79.2	0.615
整体	I_x	−27 319 232.8	17 786.9	116 892.8	0.935
	I_y	−25 397 472.8	16 396.1	130 503.9	0.971
	I_z	−290 702.3	−71.82	17 514.8	0.988

注：①回归方程为 $I_i = B_0 + B_1 X_1 + B_2 X_2$（$i = x$，$y$，$z$），其中，$X_1$ 为身高，单位为 mm，X_2 为体重，单位为 kg；
②计算整体转动惯量时手、足按质点计算；
③表中提供了通过人体各环节质心的转动惯量，单位为 kg·mm²，其中 I_x 为绕冠状轴的转动惯量，I_y 为绕矢状轴的转动惯量，I_z 为绕垂直轴的转动惯量

表4.11 女性各体段转动惯量对身高和体重的二元回归方程系数表

体 段	转动惯量	回归方程常数项	身高的回归系数	体重的回归系数	复相关系数
		B_0	B_1	B_2	R
头颈	I_x	−6 631.2	17.59	92.1	0.465
	I_y	−1 495.3	12.43	145.8	0.411
	I_z	16 474.9	−9.73	214.8	0.506
上躯干	I_x	−64 145.9	37.34	964.9	0.738
	I_y	−87 546.5	56.88	1 312.1	0.765
	I_z	−21 512.5	0	1 533.5	0.777
下躯干	I_x	160 819.0	−131.91	4 869.9	0.546
	I_y	234 318.0	−186.66	5 304.5	0.575
	I_z	15 843.4	−51.3	2 670.1	0.762
上臂	I_x	−14 768.9	7.52	247.0	0.748
	I_y	−15 556.3	8.58	218.7	0.751
	I_z	−1 254.1	0	51.1	0.695
前臂	I_x	−7 242.9	5.52	14.8	0.729
	I_y	−6 308.8	4.92	13.7	0.686
	I_z	−1 286.7	1.13	0	0.380
大腿	I_x	−192 693.4	103.31	2 537.4	0.926
	I_y	−162 226.5	73.21	2 920.0	0.908
	I_z	19 736.3	−31.77	954.8	0.626
小腿	I_x	−62 188.5	40.44	357.8	0.825
	I_y	−58 860.9	37.73	385.9	0.811
	I_z	−1 516.6	0	74.9	0.612

续　表

体　段	转动惯量	回归方程常数项	身高的回归系数	体重的回归系数	复相关系数
		B_0	B_1	B_2	R
整体	I_x	−17 803 583.7	11 939.0	119 576.60	0.952
	I_y	−17 309 877.5	11 468.6	129 946.20	0.964
	I_z	−241 653.3	−113.756	16 962.25	0.978

注：①回归方程为 $I_i = B_0 + B_1X_1 + B_2X_2$（$i=x, y, z$），$X_1$ 为身高，单位为 mm，X_2 为体重，单位为 kg；
②计算整体转动惯量时手、足按质点计算；
③表中提供了通过人体各环节质心的转动惯量，单位为 kg·mm²，其中，I_x 为绕冠状轴的转动惯量，I_y 为绕矢状轴的转动惯量，I_z 为绕垂直轴的转动惯量

（2）各环节主要参数尺寸查询系统。建立了相应的回归方程之后，对给定任意身高、体重值，我们能够根据方程计算出结果，但是计算量比较大。当计算的数据比较多时，很容易造成混乱。为了避免这种情况，本书在前面得出的回归方程的基础上，开发了一个各环节主要参数尺寸的数据查询系统，来实现更高层次的尺寸设计阶段的人性化设计。

①系统的开发工具与运行环境。

a. 开发工具。本系统采用 Visual C++ 开发工具进行开发。Visual C++ 是 Windows 平台下 C 或 C++ 的编译器，也就是 C/C++ 的开发工具[60]。Visual C++ 为用户提供可视化的编程环境和面向对象的可视化程序框架，集成了 MFC（Microsoft Fundation Class）类库，能够大大缩短应用程序的开发周期，降低开发成本。

b. 系统运行环境。本系统适合在 Windows 环境下运行。

②查询系统的结构。

a. 查询项目。本查询系统主要是根据身高（单位:mm）和体重（单位:kg）两个基本尺寸来查询各体段主要参数的。各体段主要参数尺寸的查询项目包括长度、围径、体积、质量和质心以及转动惯量。其中，长度

包括 15 个体段中每个体段的长度，但由于人体具有左右对称结构，要查询的体段共 9 项，分别为头颈、上躯干、下躯干、上臂、前臂、手、大腿、小腿、足，单位为 mm；围径包括头围、胸围、腰围和臀围，单位为 mm；体积包括 15 个体段中每个体段的体积以及整体的体积，共 10 项，单位为 cm³；质量包括 15 个体段中每个体段的质量，共 9 项，单位为 kg；质心包括 15 个体段中每个体段以及整体的质心，共 10 项，单位为 mm；转动惯量中不包括手和足体段，但包括整体的转动惯量，因此共 8 项，单位为 kg·mm²。

b. 查询系统结构图。

本查询系统是通过给定性别（男、女）、类别（成年或儿童，本系统是为成年人开发的，因此默认为成年），以及输入身高和体重两个基本尺寸的值来得到各体段的主要参数尺寸。图 4.44 所示为查询系统结构图。

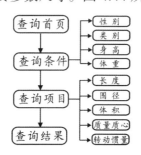

图 4.44　查询系统结构图

c. 查询系统界面。

为了使用方便，在设计本系统界面时，尽可能简单化，避免给使用者造成混乱。下面以一实例来说明，对给定我国成年男性（身高为 1 704 mm，体重为 68 kg），如何查询各体段的其他参数。

（a）进入查询首页，点击"进入系统"，出现"查询条件"窗口，如图 4.45、图 4.46 所示。

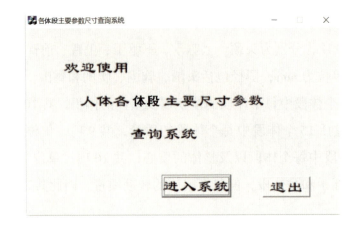

图 4.45 查询首页

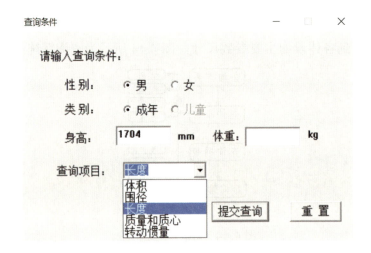

图 4.46 查询条件和查询项目

（b）在图 4.46 的查询条件中，性别选择男，类别为默认的成年，输入身高为 1 704 mm，体重为 68 kg。选择需要查询的项目，如查询长度，则选择长度。点击"提交查询"，则得到各体段尺寸的查询结果，查询结果如图 4.47 所示。如果要查询其他项目，则按同样的步骤即可，查询结果参见附录 3。

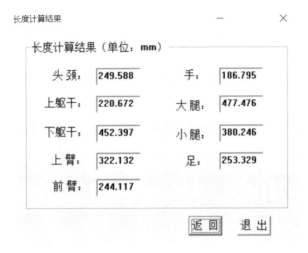

图 4.47　各环节尺寸查询结果

（c）本系统还设有最小化功能和询问退出功能。当点击"退出"按钮时，系统弹出一消息框，询问是否要退出查询系统，点击"是"，则退出查询系统。

通过这个查询系统我们能够快速获得所需要的各体段的主要尺寸，大大了缩短了尺寸设计周期。

（3）仿真人体模型的数字化设计。解决了尺寸设计这个关键问题，仅是实现了仿真人体模型设计过程人性化的一步。要提高设计过程的人性化，还须运用人体的数字化参数模型，借助计算机辅助设计软件来实现数字化设计。数字化设计是当今设计领域进行人性化设计的一种方法，电子计算机的不断发展和数字化技术的不断提高使数字化设计受到了设计师的青睐。数字化设计能够方便地利用计算机进行模拟、仿真、评价、分析和修改，增强了设计的可视化程度，降低了成本，并大大提高了设计的品质和效率。

仿真人体模型的人性化设计过程，同样也采用了计算机技术进行辅助设计。通过运用人体的数字化参数模型，可以用下面几个常用软件来实现数字化设计。

① 3DS MAX。

3DS（3-Dimension Studio）MAX 是基于 PC 系统的三维动画渲染和制作软件。该软件的三维造型、二维放样、帧编辑、材质编辑、动画设置等都在统一的界面中完成，以一体化、智能化界面著称。它具有功能强大、操作方便、易学易用的特点，在国内外广泛流行[61]。运用 3DS MAX 能够方便地实现仿真人体模型的整体外观模型设计，如图 4.48 所示。

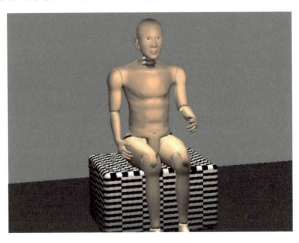

图 4.48　仿真人体模型整体效果图

② SolidWorks、UG、Pro/E、CAD 等参数化三维建模软件。SolidWorks、UG、Pro/E 和 CAD 都是采用参数化设计的，基于特征的实体模型化系统，近年来深受设计人员的喜爱。设计人员可以采用具有智能特性的基于特征的功能去生成模型[61]。这些软件具有贯穿所有应用的完全相关性，即任何一个地方的变动都将引起与之有关的每个地方的变动，设计非常灵活。图 4.49 所示是用 SolidWorks 软件数字化设计的仿真人体模型的骨骼装配效果图。

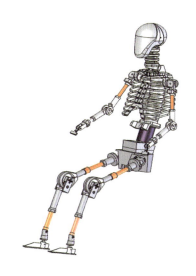

图 4.49　仿真人体模型骨骼装配图

2. 在生产过程人性化设计中的应用

迄今为止，我国仿真人体模型的生产过程不够自动化，如肌肉和皮肤的模具制作还是纯手工。缓慢的生产过程，严重阻碍了我国仿真人体模型的推广。为了提高仿真人体模型在生产过程中的人性化设计水平，本书借助人体数字化参数模型，在设计过程人性化的基础上，实现数字化生产。通过自动化制造来实现快速生产和批量生产。

目前，能够实现仿真人体模型批量生产的自动化制造技术主要分为两种类型：快速制造技术和计算机控制技术 [62]。

快速制造（rapid manufacturing，RM）是由产品三维 CAD 模型直接驱动的不需要专用工装卡具就能完成产品制造的技术。快速成型是实现快速制造的关键技术 [63]。快速成型技术（rapid prototyping）是基于离散 / 堆积的思想，将一个仿真人体模型（物理实体）复杂的三维加工，离散成一系列二维层片的加工，然后进行叠加，是一种降维制造或者称增材制造技术。快速成型系统和三维 CAD 系统之间通过 STL（stereo lithography）文件格式交换数据 [64]。STL 文件是随着快速成型制造技术的兴起，由美国 3D Systems 公司于 1988 年提出的 CAD 系统与 RP 软件系统进行数据交换的接口规范。它是用一系列的空间小平面（三角形面）来代表物体（仿真人体模型）表面，每个三角形都用一个法向（指向零件的内部和外部）和三个顶点来描述。这样的三角形的顶点以及它们的法向数据汇集在一起形成了描绘三维实体的 STL 文件。目前，我们正在尝试仿真人体模型的快速成型，并取得了良好的成绩。仿真人体模型头部的 STL 文件如图 4.50 所示。计算机控制技术的采用可以大幅提高生产效率，提高产品的质量和档次，缩短生产周期[62]。其中，数控机床、虚拟轴机床、加工中心、柔性生产线、柔性制造系统的采用都是制造企业采用计算机控制技术的体现。目前，我国仿真人体模型的生产还不能达到这些，但是为了缩短生产周期，实现仿真人体模型的生产过程的人性化设计，必须加强计算机控制技术的应用。

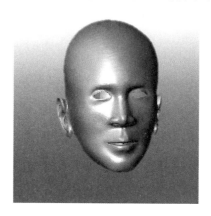

图 4.50　仿真人体模型头部 STL 文件

4.3　本章小结

本章分析了仿真人体模型人性化设计的原因和内容，以及如何运用人体参数模型来提高仿真人体模型的产品自身的人性化设计水平、设计过程的人性化设计水平和生产过程的人性化设计水平。

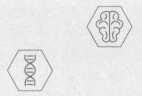

第 5 章　虚拟仿真人体模型

5.1　虚拟仿真人体模型简介

本章所介绍的虚拟仿真人体模型也叫数字仿真人体模型，是基于人体参数得到的仿真人体模型，包括精确的人体测量值（人体的尺寸，如身高、坐高、上臂长等）、体型（身体的形状）和关节灵活性（限制肢体运动的联合约束）的真实人的虚拟模型。其主要应用于一些人机工程仿真软件中。这些仿真软件一般具有工作空间及产品建模、三维人体建模、人体活动范围生成与分析、视听觉分析等功能。其所建立的人体模型，是在计算机生成空间（虚拟环境）中人的几何和行为特性的表示，也叫虚拟仿真人体模型。应用这些功能，可对产品或工作空间进行人机分析，考察评估其适宜性，调整设计，使它符合人机工程学安全、舒适、健康、高效的要求。

5.2　常用的计算机仿真人体系统软件

虚拟仿真人体模型的应用，一方面能有效提高设计效率，节约时间和成本；另一方面能大大降低测试经费，避免一些人员和设备的事故发生。随着计算机软件和硬件的发展，虚拟仿真人体模型的应用不断成熟，涌现出一些计算机人机系统仿真软件，常见的有 SAMMIE、Jack、SAFEWORK、RAMSIS 和 CATIA 的人机工程模块等。下面介绍 SAMMIE 和 Jack 两种软件。

5.2.1　SAMMIE

SAMMIE 是国外最早的商品化人机系统仿真软件，最初是由两名博士生于 1968 年在诺丁汉大学开发的。

SAMMIE 系统是一种基于计算机的数字人体建模（DHM）工具，强大的功能使其成为设计人员、人体工程学和设计团队的宝贵工具。SAMMIE系统可用于许多领域，包括公共区域、办公室和家庭的设备、家具的设计和布局，所有类型车辆的驾驶舱、客舱和内部评估，控制面板的设计，视场、反射和镜面评估，安全和维护评估等。图 5.1 所示为车辆乘员舱的人机模型模拟。

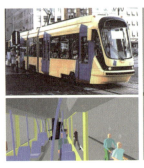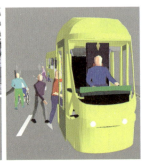

图 5.1　车辆乘员舱的人机模型

在 SAMMIE 中，人们可完全控制人体模型的尺寸（人体测量学尺寸）和体型，可定制人体模型、在人体关节活动范围内移动人体的肢体和关节，模拟各种操作姿势。

（1）可达域：在工作场所中使用手或者脚可以触碰到的范围及物体，如图 5.2 所示。

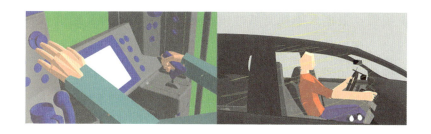

图 5.2　可达域案例

（2）舒适性：用于评估具有一定限制的工作空间的舒适性，如图 5.3
所示。

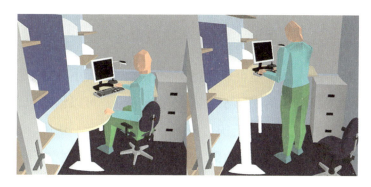

图 5.3　舒适性案例

（3）姿势：根据人体关节的角度模拟人体姿势，并以此来评估人体工
作姿势的可行性、舒适性和身体关节受力等，如图 5.4 所示。

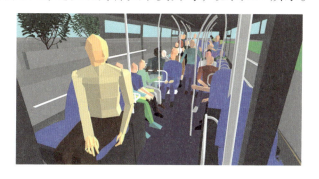

图 5.4　公交车内人的一系列姿势

（4）视野：根据人体视野特性模拟人体模型的视野，通过参照头部和颈部的运动，可以仿真人体实际操作过程中的视野，以此来对产品的视野性能进行评估，如图 5.5 所示。

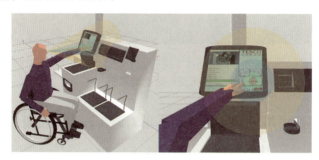

图 5.5　超市自助结账的视野模拟

SAMMIE 中的人体模型可以通过多种方式调整大小。对于传统的单变量、百分位驱动模型（例如第 5 或第 95 百分位），可以创建包含以下国家人口数据中的男性或女性：英国、美国、中国、荷兰、法国、德国、意大利、日本和瑞典。还可以使用内部（骨骼长度）或外部（标准测量）数据以交互方式将人体模型的各个组件设置为任何百分位数或绝对值。使用外部测量数据可以从任何数据源创建更具代表性的多变量、非比例、人体模型。SAMMIE 可以根据八种标准测量创建人体模型：身高、坐高、坐肩高度、臀部膝盖长度、膝盖高度、臂长（肩峰到指尖）、手长和肩宽（双肩峰）。这支持使用其他数据集（例如 ANSUR、NHANES）或从与正在执行的分析相关的真实人员（卡车司机、装配工人等）收集数据。除了体型之外，还可以修改体型以表示肥胖或肌肉的变化。SAMMIE 采用了 Sheldon 开发的体型系统。Endomorphy（肥胖）、Ectomorphy（瘦）和 Mesomorpy（肌肉）等三个指标可以改变，以创建 72 个级别的体型。

5.2.2　Jack

Jack 最初是由宾夕法尼亚大学的人类模型和模拟中心（Center for Human Modeling and Simulation at the University of Pennsylvania）开发的，目前是西门子 PLM 旗下的一员。Jack 可以提供精确的人体模型及人机模型，软件里的虚拟（数字）人体模型含有 69 个身体部位、68 个肢体关节以及 135 个关节活动自由度。在创建数字人体模型时，可以自定义数字人体模型的各个尺寸数据，分析人机功效更加具有准确性和针对性 ，并可依据实际需要改变 Jack 虚拟人体的性别，年龄和身材比例、尺寸。Jack 内建的分析工具可对人体在工作环境中的相关参数进行评估，并获知实际工作环境对人的影响，进而改善工作环境并对工作中的危险因子加以预防。

从 Jack 获得的信息可以帮助设计更安全、更符合人体工程学的产品，更快的流程和使用更低的成本。人们常用 Jack 软件来实现以下 6 个基本功能。

1. 建立一个虚拟的环境

Jack 可以导入 CAD 数据或从草图开始建立模型，在周围的环境中移动物体，交互式地改变相机的视图和创建特殊效果，以提高"现场"的真实性，如图 5.6 所示。

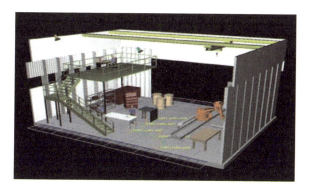

图 5.6　虚拟环境

Jack 可以导入基于 VRML、IGES、STL 和 Inventor 文件格式的 3D 图形数据。此外，软件通过削弱 CAD 数据的功能来优化模型，用于实时仿真。OpenGL Optimizer 的使用可以在不损害视频保真度的情况下一定程度上减少模型的棱角。

Jack 允许从草图开始建立模型，用于概念设计；可以创建简单的几何图形，如立方体、球、圆柱、圆锥和圆环；可以合并这些简单的图形成为更加复杂的部件，如机械工具和车辆。此外，Jack 还提供了一套基本的工具（锤子、钳子、梯子、棘轮、锯、螺丝刀和扳手），如图 5.7 所示。

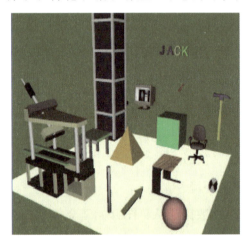

图 5.7　建立模型

在 Jack 中可以很容易地改变视图，通过鼠标按键可以基于一个参考点，水平或垂直放大"相机"。此外，也可以将视图参考点定位到指定的对象上，为某些对象加上相机，如人的眼睛，并建立剖视图。使用纹理映射，基础的图像文件，如云彩、公路、工厂内部或机器的控制面板可用于增加视觉细节场景，而不会增加额外的几何形状。Jack 的经典照明能力可以帮助突出环境中的区域和加强场景的真实感，如图 5.8 所示。

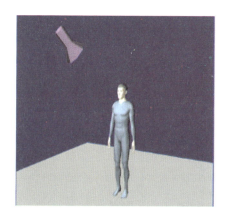

图 5.8　加强场景的真实感

2. 创建一个虚拟仿真人体模型

Jack 提供准确的人体生物力学模型，如图 5.9 所示。Jack 提供了 9 大人体测量数据库。

（1）ANSUR（Army Natick Survey User Requirements）人体测量数据库（1988）；

（2）NHANES：来自国家健康和营养检查调查的人体测量数据（1990）；

（3）CDN_LF_97：加拿大陆军提供的人体测量数据（1997）；

（4）NA_Auto：北美汽车行业从业人口的人体测量数据；

（5）CHINESE：18 ～ 60 岁（男性）和 18 ～ 55 岁（女性）的中国成年人的人体测量数据，根据标准 GB 10000—88（1989）；

（6）Asian Indian Anthropometric Database：来源于印度人体测量尺寸，用于人体工程学设计实践（1997）；

（7）German Anthropometric Database：DIN 33402：German Industry Standard, March 2008 来源于德国工业标准 DI N33402（2008）；

（8）Japanese；

（9）Korean。

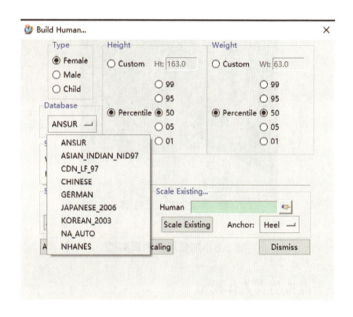

图 5.9　虚拟人创建

3. 定义虚拟仿真人体模型的大小和形状

为了可靠地确定某个设计是否可以适应不同的人体尺寸，必须采用正确的方法来构建人体范围。Jack 能够方便地修改人体身体尺寸，建立一个虚拟仿真人体模型，并且定义环境约束条件（如将脚放在刹车踏板上），然后修改虚拟人的测量数据，无须针对不同的人群范围做重复分析，使得广泛人群的模拟变得快捷。如图 5.10 所示。

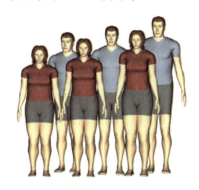

图 5.10　德国第 5、第 50 和第 95 百分位的虚拟仿真人体模型

4. 把虚拟仿真人体模型放在环境中

Jack 可以操纵虚拟仿真人体模型的个别部分与遵照基于 NASA 研究的角度限制的关节连接。当在一个 Jack 虚拟仿真人体模型中移动身体的一部分时，软件使用实时逆运动学确定关联部分和关节的位置。例如，当移动一个仿真人体模型的手时，上下臂部分及相关关节就会像真实的人体一样移动。

（1）设置虚拟仿真人体模型的姿态。Jack 允许通过直接操纵关节或从一个包含 30 个预定义态势的库中选择其一来描述虚拟人体的姿态，如图 5.11 所示。其可以操纵虚拟仿真人体模型，如移动虚拟仿真人体模型的头部、眼睛、肩膀、躯干、质心、骨盆、四肢或其整个身体。

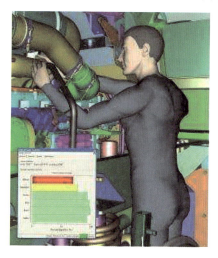

图 5.11　设置虚拟仿真人体模型姿态

（2）指定 Jack 的行为参数。Jack 允许指定虚拟仿真人体模型是如何动作的，当其运动被控制的时候，不是直接操作，而是由外部力量驱动。Jack 虚拟仿真人体模型会根据定义的参数自动移动。例如，如果 Jack 正在将一个物体举过头顶，然后放在地面上，"行为控制"决定 Jack 是否会弯腰、前行一步以保持其平衡，以及使其眼睛注视对象等。如图 5.12 所示。

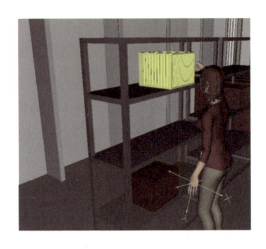

图 5.12　设置虚拟仿真人体模型动作

（3）定义 Jack 与环境的关系。Jack 的约束系统可以指定虚拟仿真人体模型与虚拟环境互动。Jack 允许用户以各种不同的方式定义人体和物体之间的约束。例如，创建约束来保持人体模型的背部靠到汽车座椅，他的右脚踩着油门。当座位移动时，人体模型将遵循这些约束，其他关节也会相应移动。

为了确定虚拟仿真人体模型是如何抓住物体的，Jack 提供了五个预定义类型。例如，用户指定了抓握类型，软件就会计算在实际围绕一个特定物体的时候手是如何闭合的。

5.给虚拟仿真人体模型指派任务

对于某些类型的工效学或人体工程学的研究，用户只需在一个静态的姿势评价人体，其他研究则需要人体发生运动。Jack 能够通过其内置运动系统及其虚拟现实工具界面定义人体的运动。

（1）直接移动虚拟仿真人体模型。

Jack 提供了一个内置运动系统来定义必须在一定时间内执行的任务。Jack 模拟包括几个不同的动作（一些动作是同时发生的），并且指定了间隔时间。用户可以在 Jack 中通过创建交互式的动作来控制头部、眼睛、躯干、骨盆、质心、手臂、手、脚的运动。此外，也可以使物体和相机发生移动。

当创建一个模拟后，可以将它保存和回放，通过更换不同大小的虚拟仿真人体模型来执行同样的任务。另外，也可以在环境中调整各种物体的的大小或位置，并重新运行模拟来研究空间关系，以及时间和空间的改变情况，如图 5.13 所示。

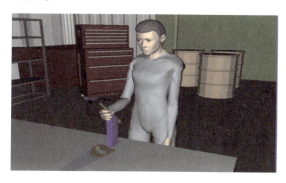

图 5.13　给虚拟仿真人体模型指派任务

（2）利用虚拟现实工具，确定仿真人体模型运动。

Jack 允许使用各种各样的虚拟现实工具来创建真实的动作或体验模拟，如图 5.14 所示。

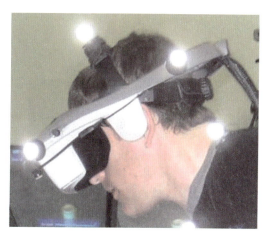

图 5.14　Jack 的虚拟现实功能

6. 分析评估虚拟仿真人体模型如何执行任务

Jack 提供了一些基本的工具，以帮助用户评估虚拟仿真人体模型的动作，如图 5.15 所示。其中，更先进的人机工程分析工具是 Task Analysis 和 Occupant Packaging Toolkits。

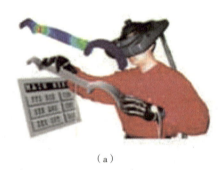

（a）

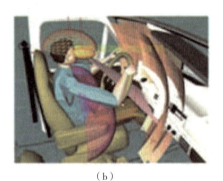

（b）

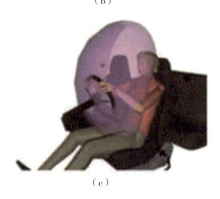

（c）

图 5.15　Jack 人机工效分析评估

5.3　Jack 虚拟仿真人体模型设计案例

Jack 是一款在仿真和人机工效方面十分成熟的三维人体动作模拟软件，广泛应用于交通运输、家居桌椅、航天等领域。Badler 等[①]、Eynard 等[②]及 Sundin 等[③]也都曾利用 Jack 来进行动作行为模拟评估。不仅仅国外学者使用，国内也利用 Jack 软件融合了 Rhino 与 3DS MAX 等软件对虚拟人物以及实际人物进行评估，检定确认虚拟与真实两者间的动作转换差异[④]，以及利用 Jack 软件对儿童专用计算机桌椅设计规范中以现场人因评估结果与模拟软件的评估进行比较[⑤]。本案例运用 Jack 对设计的定量分液乳液泵的使用过程进行仿真，并对舒适度和受力等方面进行分析，探讨用户的使用行为，为设计出更优方案提供数据。

5.3.1　设计产品简介

洗发液、沐浴露、洗手液等洗护产品是人们生活中不可或缺的日用品，其按压式包装瓶的结构在使用时十分方便，而且能够延长乳液的保质期。但通过按压式包装瓶并不能够保证挤出量，挤少了达不到使用效果，

---

① BADLER N I, BECKET W M, WEBBER B L.Simulation and analysis of complex human tasks for manufacturing[J]. Proc. 61 SPIE- Int. Soc. Opt. Eng.,1995,2596:225-233.

② EYNARD E, FUBINI E, MASALI M.Generation of virtual man models representative of different body proportions and application to ergonomic design of vehicles[J]. Human Factors & Ergonomic Society Annual Meeting Proceedings,2000,44(5):489-492.

③ SUNDIN A. CHRISTMANSSON M.Methodological differences using a computer manikin in two case studies: Bus and space module design[J]. Human Factors & Ergonomic Society Annual Meeting Proceedings,2000,44(5):496-498.

④ 刘哲纲 .3D 人体模型之动态评估 [D]. 北京：清华大学，2003.

⑤ 张芳绮 . 儿童专用计算机桌椅的人因工程评估——以计算机模拟为基础 [D]. 台中：台湾朝阳科技大学，2008.

挤多了不仅造成浪费还可能造成皮肤过敏。因此，现在市面上出现了一种具有定量调节乳液泵出量功能的定量乳液泵，定量乳液泵能够对泵出量进行调节，不仅能够实现乳液节量使用，避免乳液浪费，还能依据使用场景需求的不同，来控制不同功效的液体比例。

通过桌面调研，依据多数人使用洗护品（按压乳液泵）的常见姿势，将其归纳为以下四种，如图 5.16 所示。

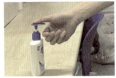 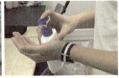 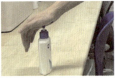 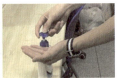

（a）拇指按压法　　（b）食指抓捏法　　（c）掌心按压法　　（d）三指捏法

图 5.16　按压乳液泵常见姿势

（1）拇指按压法：大拇指前端接触泵头，其余四指并拢接捧乳液，以肩关节为发力点完成按压，泵嘴方向朝向身体。

（2）食指抓捏法：食指弓曲且前端接触泵头，其余四指捏住瓶身，以食指为发力点完成按压，泵嘴方向朝向受力肢反侧。

（3）掌心按压法：掌心或虎口接触泵头，手指悬空或轻扶瓶身，以肘关节和肩关节为发力点完成按压，泵嘴方向朝向身体或受力肢反侧。

（4）三指捏法：大拇指前端接触泵头，食指内侧和中指外侧共同夹持泵头，其余两指悬空，以肩关节为发力点完成按压，泵嘴方向朝向身体或受力肢反侧。

本案例从"定量"和"分液"两方面进行乳液泵的结构创新，将用 Jack 软件聚焦护发场景中用户使用乳液泵的行为，获取乳液泵"定量"和"分液"功能的设计机会点。

5.3.2　Jack 软件动作模拟

依据桌面调研获取的四种按压姿势，在获悉用户行为与需求的基础上，结合 Jack 软件对四种常见按压姿势进行场景仿真，探讨不同姿势下肢体关节的最佳舒适度。

人机工程学仿真系统的建立需具备两个条件，如图 5.17 所示，首先就是建立仿真对象，即分析对象的数字模型的建立，在本案例中是乳液泵三维模型的建立。另一个则是仿真主体的建立，也就是数字人体模型，在本案例中即人体模型。因护发品的用户群体主要为女性，故数字人体模型以女性为对象而建立。两个条件具备之后，将建立的乳液泵三维模型和女性数字人体模型导入 Jack 软件，进行女性使用乳液泵过程的仿真，并进行舒适度和受力的分析。

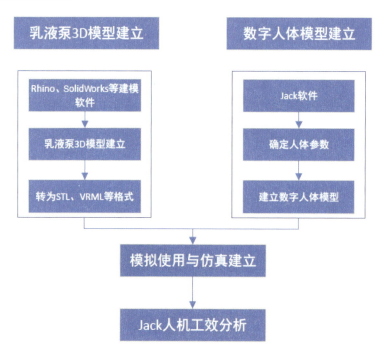

图 5.17　Jack 人机工效分析流程图

因护发产品的主要使用地点为卫生间和房间，常放置于洗手台和化妆台上，故本案例以卫生间和房间为研究场景，在 Jack 场景分析中模拟卫生间和房间，并且人体姿态为站姿（卫生间）和坐姿（房间）。

1. 场景模型创建

参考生活中常见的房间和卫生间类型，制定了化妆台和洗手台的基本产品尺寸作为模拟条件，洗手台和化妆台的尺寸图如图5.18、图5.19所示，洗手台和化妆台的 Jack 模型图如图 5.20、图 5.21 所示。

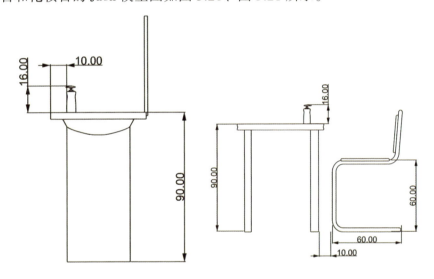

图 5.18　洗手台尺寸图（单位：cm）　　图 5.19　化妆台尺寸图（单位：cm）

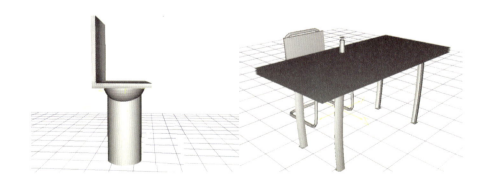

图 5.20　洗手台台 Jack 模型图　　图 5.21　化妆台 Jack 模型图

2. 仿真人体模型的创建

本案例运用 Jack 软件来进行人机工程学仿真分析，因 Jack 软件本身具备强大、成熟的数字人体模型库，所以本案例中的数字人体模型直接在 Jack 软件中进行创建[①]。Jack 软件具备反向运动原理的功能，可以调节数字人体模型的动作，只需调节某个关键部位，无需调节所有部位，就可以准确地设定动作[②]。在 Jack 软件的 CHINESE 数据库中建立身高和体重百分位数为 5，50，95 的女性人体数字模型，如图 5.22 所示，并对三个模型进行命名（表 5.1）。

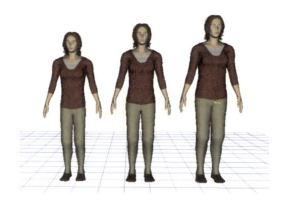

图 5.22　第 5，50，95 百分位数的女性数字人体模型

表5.1　第5，50，95百分位数的女性数字人体模型命名表

性别	百分位数	名称
女性	5	Female5
女性	50	Female50
女性	95	Female95

① 　王嘉斌 . 基于 Jack 的老年人辅助座椅创新设计 [D].贵阳：贵州大学 ,2020:42-43.
② 　同①。

3.Jack 软件舒适度分析

女性在发生护发行为时，使用护发产品的时间相对较长，使用洗护产品的姿势会受到乳液泵不同外形和功能的影响，长期以不合理的姿势使用乳液泵会影响肌肉和骨骼的舒适度，让使用者产生不舒服的感觉[①]。本案例通过 Jack 软件对四种常见按压姿势进行两种场景的模拟仿真，以探讨不同姿势下肢体关节的舒适度。

通过 Jack 软件"Comfort assessment"工具里的"Krist"和"Porter"两个功能，可以测量舒适度参数。如图 5.23 所示，"Porter"功能表示关节在某个动作下的合理弯曲度，黄绿两色的数据条长度则表示弯曲度与标准角度之间的差异，绿色数据条是指肢体关节的某个动作在限定的弯曲度范围内，黄色数据条指肢体关节的某个动作超出限定的舒适值范围。数值愈趋向于零，舒适度愈高，反之亦然。

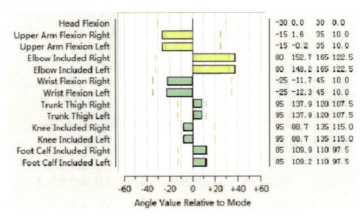

图 5.23　Jack 软件舒适度分析结果

（1）房间坐姿状态舒适度分析。房间坐姿状态场景模拟如图 5.24 所示，通过 Jack 软件模拟房间的坐姿场景，以 Female5、Female50 和 Female95 人物模型分析四种姿势的舒适度。

---

① 　陆剑雄，张福昌，申利民．坐姿理论与座椅设计原则及其应用 [J]．江南大学学报（自然科学版），2005，4（6）：620-625.

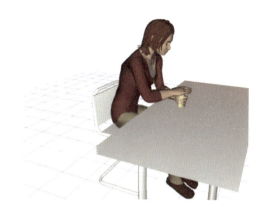

图 5.24　房间坐姿状态的模拟场景

①拇指按压法。拇指按压法以大拇指前端接触泵头，其余四指并拢接捧乳液，以肩关节为发力点完成按压，泵嘴方向朝向身体。此方法在按压时，右手为受力臂，上臂向右屈，如图 5.25 所示。

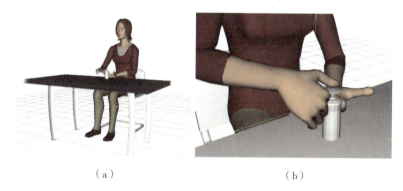

　　　　（a）　　　　　　　　　　　　　　（b）

图 5.25　Jack 软件模拟拇指按压法

对成年女性在坐姿状态下按压包装瓶的模拟结果进行分析，结果如图 5.26 所示，在拇指按压法按的姿势下 Female5、Female50、Female95 左右两边的四个关节（包括肘、臂关节）的指标柱状图颜色均为绿色，表明该动作的舒适度指标良好。而左右两边的腕关节的指标柱状图颜色为黄色，表明该动作的舒适度指标异常，通过对具体的指标进行解读发现，异常的原因是这两个关节的弯曲程度过大，上臂向内屈，因而导致肢体产生不舒适的感觉，长时间保持拇指按压状态，容易使用户肢体疲劳甚至造成伤害。因此，在坐姿状态下使用拇指按压法按压包装瓶，在舒适度层面属于轻微不合理力量范围。

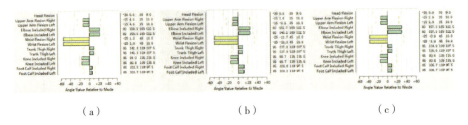

（a）　　　　　　　　　　（b）　　　　　　　　　　（c）

图 5.26　Female5、Female50、Female95 坐姿场景下拇指按压法舒适度分析

②食指抓捏法。食指弓曲且前端接触泵头，其余四指捏住瓶身，以食指为发力点完成按压，泵嘴方向朝向受力肢反侧。

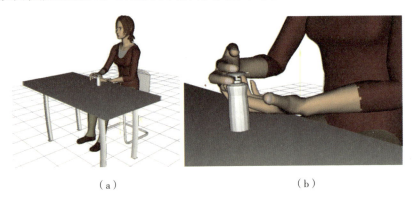

（a）　　　　　　　　　　　　（b）

图 5.27　Jack 软件模拟食指抓捏法

对成年女性在坐姿状态下按压包装瓶的模拟结果进行分析，结果如图 5.28 所示，在食指抓捏法的姿势下 Female5、Female50、Female95 左右两边的臂关节的指标柱状图颜色为绿色，表明该动作的舒适度指标良好。而左右两边的腕、肘关节的指标柱状图颜色均为黄色，表明该动作的舒适度指标异常，通过对具体的指标进行解读发现，异常的原因是这四个关节的弯曲程度过大，上臂向外翻转，因而导致肢体产生不舒适的感觉，长时间保持食指抓捏按压状态，容易造成用户肢体的疲劳甚至伤害。因此，在坐

姿状态下使用食指抓捏法按压包装瓶，在舒适度层面属于中度不合理力量范围。

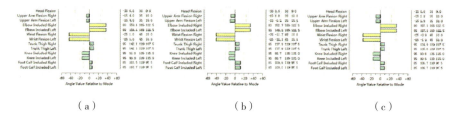

（a）　　　　　　　　（b）　　　　　　　　（c）

图 5.28　Female5、Female50、Female95 坐姿场景下食指抓捏法舒适度分析

③掌心按压法。掌心或虎口接触泵头，手指悬空或轻扶瓶身，以肘关节和肩关节为发力点完成按压，泵嘴方向朝向身体或受力肢反侧，如图 5.29 所示。

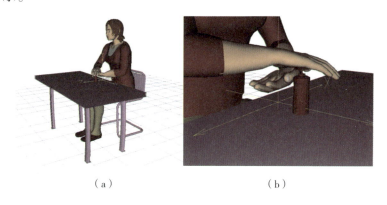

（a）　　　　　　　　　　　　　　（b）

图 5.29　Jack 软件模拟掌心按压法

对成年女性在坐姿状态下按压包装瓶的模拟结果进行分析，结果如图 5.30 所示，在掌心按压法的姿势下 Female5、Female50、Female95 左右两边的六个关节（包括腕、肘、臂关节）的指标柱状图颜色均为绿色，表明该动作的舒适度指标良好。因此，在坐姿状态下使用掌心按压法按压包装瓶，在舒适度层面属于合理力量范围。

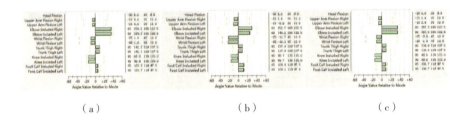

(a)	(b)	(c)

图 5.30　Female5、Female50、Female95 坐姿场景下掌心按压法舒适度分析

④三指捏法。大拇指前端接触泵头，食指内侧和中指外侧共同夹持泵头，其余两指悬空，以肩关节为发力点完成按压，泵嘴方向朝向身体或受力肢反侧，如图 5.31 所示。

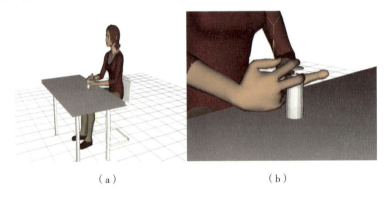

（a）	（b）

图 5.31　Jack 软件模拟三指捏法

对成年女性在坐姿状态下按压包装瓶的模拟结果进行分析，结果如图 5.32 所示，在食指抓捏法的姿势下 Female5、Female50、Female95 左右两边的腕关节的指标柱状图颜色为绿色，表明该动作的舒适度指标良好。而左右两边的肘、臂关节的指标柱状图颜色均为黄色，表明该动作的舒适度指标异常，通过对具体的指标进行解读发现，异常的原因是这四个关节的弯曲程度过大，上臂向外翻转，因而导致肢体产生不舒适的感觉，长时间保持三指按压状态，容易使用户肢体疲劳甚至造成伤害。因此，在坐姿状态下使用三指捏法按压包装瓶，在舒适度层面属于中度不合理力量范围。

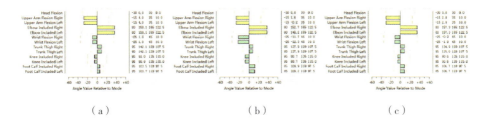

（a） （b） （c）

图 5.32 Female5、Female50、Female95 坐姿场景下三指捏法舒适度分析

（2）卫生间站姿状态舒适度分析。卫生间站姿状态场景模拟如图 5.33 所示，通过 Jack 软件模拟卫生间的站姿场景，以 Female5、Female50 和 Female95 人物模型分析四种姿势的舒适度。

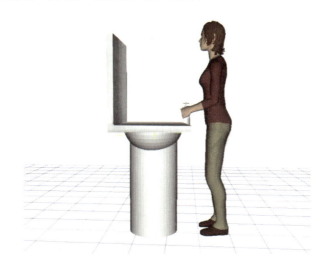

图 5.33 卫生间站姿状态的模拟场景

①拇指按压法。拇指按压法以大拇指前端接触泵头，其余四指并拢接捧乳液，以肩关节为发力点完成按压，泵嘴方向朝向身体，如图 5.34 所示。

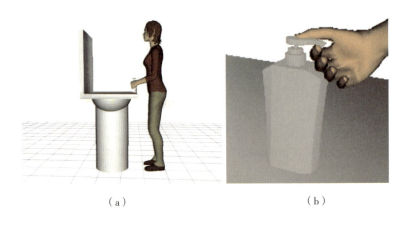

（a）　　　　　　　　　　　　（b）

图 5.34　Jack 软件模拟拇指按压法

对成年女性在站姿状态下按压包装瓶的模拟结果进行分析，结果如图 5.35 所示，在拇指按压法的姿势下 Female5、Female50、Female95 左右两边的四个关节（包括肘、臂关节）的指标柱状图颜色均为绿色，表明该动作的舒适度指标良好。而左右两边的腕关节的指标柱状图颜色为黄色，表明该动作的舒适度指标异常，通过对具体的指标进行解读发现，异常的原因是这两个关节的弯曲程度过大，上臂向内屈，因而导致肢体产生不舒适的感觉，长时间保持拇指按压状态，容易使用户肢体疲劳甚至造成伤害。因此，在站姿状态下使用拇指按压法按压包装瓶，在舒适度层面属于轻微不合理力量范围。

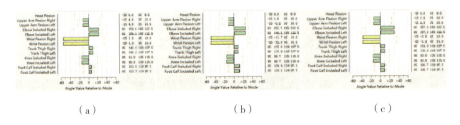

（a）　　　　　　　　　　　（b）　　　　　　　　　　　（c）

图 5.35　Female5、Female50、Female95 站姿场景下拇指按压法舒适度分析

②食指抓捏法。食指弓曲且前端接触泵头，其余四指捏住瓶身，以食指为发力点完成按压，泵嘴方向朝向受力肢反侧，如图 5.36 所示。

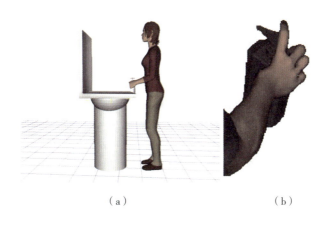

（a）　　　　　　　　　　（b）

图 5.36　Jack 软件模拟食指抓捏法

对成年女性在站姿状态下按压包装瓶的模拟结果进行分析，结果如图 5.37 所示，在食指抓捏法的姿势下 Female5、Female50、Female95 左右两边的臂关节的指标柱状图颜色为绿色，表明该动作的舒适度指标良好。而左右两边的腕、肘关节的指标柱状图颜色均为黄色，表明该动作的舒适度指标异常，通过对具体的指标进行解读发现，异常的原因是这四个关节的弯曲程度过大，上臂向外翻转，从而导致肢体产生不舒适的感觉，长时间保持食指抓捏按压状态，容易使用户肢体疲劳甚至造成伤害。因此，在站姿状态下使用食指抓捏法按压包装瓶，在舒适度层面属于中度不合理力量范围。

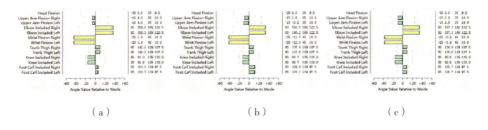

（a）　　　　　　　　　（b）　　　　　　　　　（c）

图 5.37　Female5、Female50、Female95 站姿场景食指抓捏法舒适度分析

③掌心按压法。掌心或虎口接触泵头，手指悬空或轻扶瓶身，以肘关节和肩关节为发力点完成按压，泵嘴方向朝向身体或受力肢反侧，如图

5.38 所示。

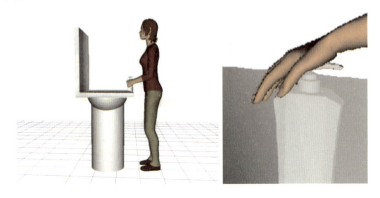

图 5.38　Jack 软件模拟掌心按压法

　　对成年女性在站姿状态下按压包装瓶的模拟结果进行分析，结果如图 5.39 所示，在拇指按压法的姿势下 Female5、Female50、Female95 左右两边的六个关节（包括腕、肘、臂关节）的指标柱状图颜色均为绿色，表明该动作的舒适度指标良好。因此，在站姿状态下使用掌心按压法按压包装瓶，在舒适度层面属于合理力量范围。

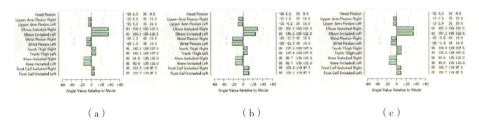

（a）　　　　　　　　　　（b）　　　　　　　　　　（c）

图 5.39　Female5、Female50、Female95 站姿场景掌心按压法舒适度分析

　　④三指捏法。大拇指前端接触泵头，食指内侧和中指外侧共同夹持泵头，其余两指悬空，以肩关节为发力点完成按压，泵嘴方向朝向身体或受力肢反侧，如图 5.40 所示。

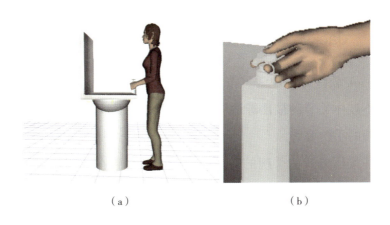

| （a） | （b） |

图 5.40　Jack 软件模拟三指捏法

　　对成年女性在站姿状态下按压包装瓶的模拟结果进行分析，如图 5.41 所示，在三指捏法按的姿势下 Female5、Female50、Female95 左右两边的腕关节的指标柱状图颜色为绿色，表明该动作的舒适度指标良好。而左右两边的肘、臂关节的指标柱状图颜色均为黄色，表明该动作的舒适度指标异常，对具体的指标进行解读，异常的原因是这四个关节的弯曲程度过大，上臂向外翻转，因而导致肢体产生不舒适的感觉，长时间保持三指按压状态，容易造成用户肢体的疲劳甚至伤害。因此，在站姿状态下使用三指捏法按压包装瓶，在舒适度层面中属于中度不合理力量范围。

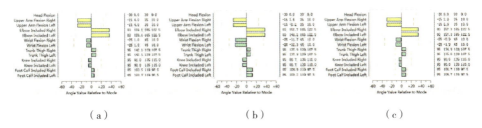

| （a） | （b） | （c） |

图 5.41　Female5、Female50、Female95 站姿场景三指捏法舒适度分析

5.3.3　Jack 软件动作模拟评估

使用 Jack 软件对四种常见按压姿势进行坐姿和站姿的场景仿真，探讨不同姿势下肢体关节的最佳舒适度，总结得出如下结论。

1. 不偏的手腕姿势

在四种按压方式的手腕的舒适度比较中，手腕在不偏的情形下舒适度达到最优，其次为屈曲，最后为伸展。对于手腕的翻转角度大小，三指捏法 > 拇指按压法 > 食指抓捏法 > 掌心按压法，故在四种按压方式手腕舒适度的探究中，掌心按压法以较为不偏的姿势达到最优的手腕舒适度。

2. 减少手臂的旋转

不管在何种按压方式下，不偏的手臂角度仍然呈现最优的舒适度，依据不同的按压方式，手臂的外翻或内翻情形也会导致手臂出现不同的舒适度。对于手臂的翻转角度大小，三指捏法 > 食指抓捏法 > 掌心按压法 > 拇指按压法，故在四种按压方式手臂舒适度的探究中，拇指按压法以较为不偏的姿势达到最优的手臂舒适度。

3. 避免手指的使用

除了掌心按压法使用掌心直接接触乳液泵泵头施力，其余三种按压方式的手指均有接触泵头而施力，需考虑指头关节力量大小。因指头力量远弱于腕部、肘部和肩部的力量，用户在按压乳液泵时容易出现疲劳感，甚至出现难按压的情况，故定量分液乳液泵在设计时，需考虑引导用户使用更舒适的按压方式。

依据 Jack 软件三维仿真模拟四类按压方式的舒适度探究中，排除手臂、手腕翻转角度较大的姿势，以及结合避免手指关节的使用，综合考究手在施力过程中的舒适度，四种按压姿势的优先级为掌心按压法优于拇指按压法，再次是三指捏法，最后是食指抓捏法。因此，在后续的方案设计中如何引导用户使用掌心按压法按压定量分液乳液泵，以及通过减少手的翻转角度来提升手关节的舒适度都是通过 Jack 分析给出的设计方案，最后得到的设计方案如图 5.42 所示。

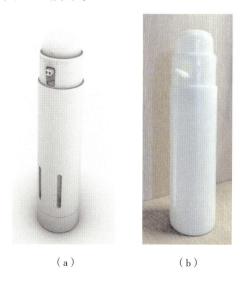

（a）　　　　　　　　　　（b）

图 5.42　Female5、Female50、Female95 坐姿场景三指捏法舒适度分析

5.4　本章小结

本章介绍了虚拟仿真人体模型，并以 SAMMIE、Jack 为例介绍了常用的计算机仿真人体系统软件。以定量分液乳液泵设计为例，探讨了如何运用 Jack 软件进行用户的相关研究，得到设计切入口，设计出合理的方案。

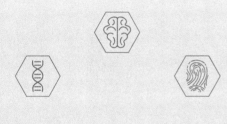

第 6 章　结束语

6.1　总　　结

仿真人体模型是形态高度人型化、结构功能仿生化、对外部环境反应智能化的"人体替身"，在研究人—机—环境系统的相互关系中起着重要的桥梁作用。因此，它的研究具有十分重大的意义。本书通过运用人机工程学和人性化设计理论，在对人体参数的基础理论的详细研究的基础上，详细阐述了人体参数模型在仿真人体模型人性化设计中的应用。本书完成的主要工作及成果如下：

（1）对人机工程学和人性化设计进行了理论分析，为仿真人体模型的人性化设计提供了理论依据。

（2）对人体测量学中的测量术语及影响人体尺寸差异的主要因素进行分析，得出了要研制我国仿真人体模型必须以中国人体尺寸参数为依据的结论。在此基础上，分析了人体参数的测量内容和方法，人体参数测量中的主要统计函数，详细研究了人体参数各测量变量之间的相关关系，并简单分析了人体参数测量数据的应用与管理。

（3）分析了人体的几何表达，包括骨骼和关节、肌肉和皮肤。主要研究了人体关节、关节类型以及关节运动，在此基础上研究了人体关节的运动约束，分析了人体关节具体的运动形式和运动范围。

（4）提出了人体参数模型的概念和分类，并详细论述了人体的外形参数模型、运动力学参数模型、组织等效参数模型和数字化参数模型在仿真人体模型人性化设计中的应用。

（5）详细分析了如何根据人体的身高和体重两个基本尺寸，利用软件进行相关分析和回归分析，并建立回归方程，获得各体段主要参数的方法。同时，为了方便计算，借助 VC++ 工具，开发了一个各体段主要参数的查询系统。

（6）介绍了虚拟仿真人体模型，以 SAMMIE、Jack 为例介绍了常用的计算机仿真人体系统软件，并以定量分液乳液泵设计为例，运用 Jack 软件进行用户的相关研究，得到设计切入口，设计出合理的方案。

6.2 展　　望

由于时间有限，本书尚有许多不足之处有待进一步研究和完善。有待完善的工作包括以下几个方面：

（1）人体参数模型的类型很多，目前主要运用了四类参数模型。随着科技的发展和仿真人体模型人性化设计水平的进一步提高，应该把更多的人体参数模型，如人体代谢参数模型、体温参数模型等，运用到仿真人体模型的人性化设计中去。

（2）目前只考虑各体段的主要参数尺寸。人体还有很多参数，如人体体部指数参数，在仿真人体模型的设计过程中也是需要考虑的。因此，在今后的设计中，必须考虑更多的人体参数。

（3）在处理各环节参数的尺寸时，没有把百分位数考虑进去，只能根据身高和体重尺寸，来得到各体段的其他参数尺寸。为了方便，在今后的研究中应该加入百分位数这个因素。

（4）本书讨论的尺寸都是我国成年人的尺寸。目前我国仿真人体模型也主要是成年人的仿真人体模型，而儿童的仿真人体模型的研究一样重要。因此，研究我国儿童的人体参数，也是未来工作的一个方向。

（5）虚拟仿真人体模型未来的应用领域更加广泛，值得深入研究。

参 考 文 献

[1] 林大全. 仿真人体模型技术与理工医交叉学科的发展 [R]. 西安,2005.

[2] 林大全. 万死不辞的英雄替身——模拟人 [J]. 科学中国人,2002(10):20-22.

[3] 秦永刚,李艳松. 新一代智能化假人 [J]. 汽车与安全,2000(3):18-19.

[4] The History of Crash Test Dummies.[EB/OL][2020-7-14].https://zhuanlan.zhihu.com/p/159254650?utm_source=wechat_session&utm_medium=social&s_r=0#showWechatShareTip.

[5] HEINZ M, PLETSCHEN B, WESTER H, et al. An advanced 50th percentile Hybrid- Ⅲ dummy database[C]//International Congress & Exposition ,1991.

[6] 朱西产,袁健. 中国成年人人体模型及其碰撞模拟计算的研究 [C]// 中国汽车工程学会第十一届年会论文集 SAE-C. 上海:中国汽车工程学会,1998:61-66.

[7] 白中浩,曹立波,余志刚. 中国 50 百分位人体与标准试验假人正面碰撞响应差异的研究 [J]. 汽车工程,2008 (11): 993-997+1005.

[8] 陈爽,袁中凡,林大全,等. 国产碰撞假人的设计与分析 [J]. 四川大学学报（工程科学版）,2008（3）: 178-182.

[9] 李宏光. 汽车实车碰撞试验 [J]. 世界汽车,2004(2):20-24.

[10] 曹立波,黄新刚,戴黄伟,等. 基于中国人体特征的正面碰撞假人的开发策略探讨 [J]. 中国机械工程,2014, 25 (10): 1410-1414.

[11] 曹立波,张恺,颜凌波,等. 基于中国人体测量学尺寸的假人头部跌落试验的仿真研究 [J]. 汽车工程,2016, 38 (7): 835-839.

[12] 解文娜. 基于中国人体尺寸特征的汽车碰撞试验假人测试性能分析 [D].

长沙：湖南大学,2018.

[13] 王刚.基于工业设计思想的航空安全实验假人的研究[D].成都：四川大学,2006.

[14] 丁玉兰.人机工程学[M].修订版.北京：北京理工大学出版社,2017.

[15] 薛澄岐,裴文开,钱志峰.工业设计基础[M].南京：东南大学出版社,2004.

[16] 袁修干,庄达民,张兴娟.人机工程计算机仿真[M].北京：北京航空航天大学出版社,2005.

[17] 蔡启明,余臻,庄长远.人因工程[M].北京：科学出版社,2005:10-13.

[18] 目击首次碰撞试验假人身价15万美元[EB/OL][2006-08-30].http://auto.sohu.com/20060830/n245077583.shtml.

[19] 裴文开,姚陈,钱志峰.工业设计基础[M].南京：东南大学出版社,1998.

[20] 安潇竹.城市桥梁的人性化设计与可持续性发展[D].西安：长安大学,2006.

[21] 陈鸿俊.道是无"情"却有"情"——设计"人性化"探微[J].南京艺术学院学报(美术及设计版),2001(4):70-77.

[22] 陈慎任.产品形态语义设计实例[M].北京：机械工业出版社,2002.

[23] 钟旭东.人性化为核心的城市公共空间设计研究[D].北京：中央美术学院,2005.

[24] 李乐山.工业设计思想基础[M].北京：中国建筑工业出版社,2003.

[25] NIEBEL B W,FREIVALDS A.Methods,standards,and work design[M].11th Edition) New York: WCB McGraw-Hill, 1999.

[26] 邵象清.人体测量手册[M].上海：上海辞书出版社,1985.

[27] 中华人民共和国国家质量监督检验检疫总局，中国国家标准化管理委员会.用于技术设计的人体测量基础项目：GB/T 5703—2010[S].北京：中国标准出版社,1985.

[28] 徐军,陶开山.人体工程学概论[M].北京：中国纺织出版社,2002.

[29] KROEMER K H E.Engineering anthropometry[M]//KARWOWSKI W,MARRAS W S.The occupational ergonomics handbook.Los Angeles: CRC Press,1999:139-165.

[30] KROEMER K H E,KROEMER H J,KROEMER-ELBERT K E.Engineering physiology[M].New York:Van Nostrand Reinhold.1997.

[31] 戢敏 . 基于人机工程的动态人体模型的研究和应用 [D]. 成都：四川大学 . 2004.

[32] 刘静民 . 中国成年人人体惯性参数国家标准的制定 [D]. 北京 : 北京体育大学 ,2004.

[33] 中华人民共和国国家质量监督检验检疫总局，中国国家标准化管理委员会 . 成年人人体惯性参数 :GB/T 17245—2004[S]. 北京：中国标准出版社，2004.

[34] 陈信，袁修干 . 人－机－环境系统工程计算机仿真 [M]. 北京 : 北京航空航天大学出版社 ,2001.

[35] 王梦阳 . 中国男性飞行人员体型分布特点的研究 [D]. 西安 : 第四军医大学 ,2002.

[36] 朱广舟 . 计算机辅助人体测量技术 (CAT) 的研究现状分析 [J]. 国际纺织导报 ,2006(4)：72-74.

[37] 郭凤艳，安学锋 . 企业统计学 [M]. 北京 : 经济管理出版社 ,2001.

[38] Roebuck, J.A., Kroemer, K.H.E., Thomson, W.G.: Engineering Anthropometry Methods. John Wiley & Sons, New York.1975.

[39] 王道高，庞学升 . 统计学原理 [M]. 济南 : 山东人民出版社 ,2002.

[40] 尉雪波，李艺唯 . 新编统计学 [M]. 北京 : 经济科学出版社 ,2003.

[41] 国家技术监督局 . 在产品设计中应用人体尺寸百分位数的通则：GB/T 12985—1991[S]. 北京：中国标准出版社，1992.

[42] 罗仕鉴，朱上上，孙守辽 . 人体测量技术的现状与发展趋势 [J]. 人类工效学，2002, 8(2):31-34.

[43] SAGIE A,MAGNEZY R.Assesor type,number of distinguishable dimension categories, and assessment center construct validity[J].Journal of Occupational and Organizational Psychology, 1997,70（1）:103-108.

[44] 唐利芹 . 面向工业设计的人体模型参数化研究 [D]. 南京 : 南京航空航天大学 ,2004.

[45] 姜宗来.人体系统解剖学[M].上海：第二军医大学出版社,2001.

[46] 柏树令.系统解剖学[M].北京：人民卫生出版社,2001.

[47] 黄建兵.人机工程学在工程机械驾驶室布置设计的应用研究[D].长春：吉林大学,2004.

[48] 徐猛.面向人机工程仿真分析的人体生物力学模型[D].杭州：浙江大学,2006.

[49] 张宏林.人因工程[M].北京：高等教育出版社,2005.

[50] 吴广谋,王文平,尤海燕,等.数据、模型与决策[M].北京：石油工业出版社,2003.

[51] 闫长柱.浅谈仿生学[J].生物学杂志,1994(2):58-59.

[52] 陈为.工业设计中仿生设计的应用[J].机械研究与应用,2003,16(4):9-11.

[53] 孙毅.仿生学研究的若干新进展[J].科技情报开发与经济,2006(11):143-144.

[54] 李言俊,高阳.仿生技术及其应用[J].安阳工学院学报,2005(1):27-31.

[55] 赵选科,王莲芬,何俊发.次声波及次声武器[J].大学物理,2005(5):57-58.

[56] 王继先,陈如松,诸洪达,等.中国参考人解剖生理和代谢数据[M].北京：原子能出版社,1998.

[57] 陈平雁.SPSS 13.0统计软件应用教程[M].北京：人民卫生出版社,2005.

[58] 段冬旭,曲德伟,刘思文.计算中国男性人体环节体积的二元回归方程的研究[J].白城师范学院学报,2002,16(2)：57-58+62.

[59] 王晓慧,石岫昆,陈野,等.计算女性青年人体环节体积的二元回归方程[J].解剖学杂志,2003,26(2)：188-189.

[60] 张凯.VC++程序设计[M].大连：大连理工大学出版社,2002.

[61] 方兴,桂宇晖,熊文百,等.数字化设计表现[M].武汉：武汉理工大学出版社,2003.

[62] 余隋怀,苟秉宸,李晓玲.三维数字化定制设计技术与应用[M].北京：北京理工大学出版社,2006.

[63] 温革强.面向快速制造技术的概念型产品开发应用研究[D].重庆：重庆大学,2004.

[64] 王万龙,张晓平,颜永年.激光快速成型技术的软件系统[J].中国机械工程师,1994,5(1):17-20.

[65] 刘欢.中国体征假人坐姿对正面碰撞中上躯干响应及损伤影响的研究[D].长春:吉林大学,2019.

[66] 彭凯.Hybrid Ⅲ假人胸部仿生部件制备参数对假人试验性能的影响研究[D].长沙:湖南大学,2018.

[67] 华歆.汽车碰撞试验假人仿生材料特性研究[D].长沙:湖南大学,2014.

附　　录

附录1《中国成年人人体尺寸》（GB 10000—88）中男性各体段主要长度和围径尺寸列表

表附录1-1　男性各体段主要长度和围径尺寸列表（一）

年　龄 /岁	百分位数	身高 (X_1) /mm	体重 (X_2) /kg	头颈长 / mm	上躯干 长 /mm	下躯干 长 /mm	上臂 长 / mm	前臂长 /mm	手长 / mm
18～60	1	1 543	44	237	197	402	279	206	164
	5	1 583	48	243	202	413	289	216	170
	10	1 604	50	246	205	419	294	220	173
	50	1 678	59	251	216	441	313	237	183
	90	1 754	71	256	227	464	333	253	193
	95	1 775	75	257	230	471	338	258	196
	99	1 814	83	260	236	483	349	268	202
18～25	1	1 554	43	245	196	400	279	207	163
	5	1 591	47	250	201	412	289	216	170
	10	1 611	50	251	204	418	294	221	173
	50	1 686	57	255	215	440	313	237	182

年　龄 /岁	百分位数	身高 (X_1) /mm	体重 (X_2) /kg	头颈长 / mm	上躯干长 /mm	下躯干长 /mm	上臂长 / mm	前臂长 /mm	手长 / mm
18～25	90	1 764	66	260	227	464	333	254	193
	95	1 789	70	261	230	472	339	259	196
	99	1 830	78	266	236	482	350	269	202
26～35	1	1 545	45	239	197	403	280	205	165
	5	1 588	48	245	202	415	289	216	170
	10	1 608	50	248	205	421	294	221	173
	50	1 683	59	252	216	443	314	237	183
	90	1 755	70	256	227	465	333	253	193
	95	1 776	74	257	230	472	339	258	196
	99	1 815	80	261	237	485	349	268	202
36～60	1	1 533	45	233	197	402	278	206	164
	5	1 576	49	238	202	413	289	215	170
	10	1 596	51	240	205	420	294	220	173
	50	1 667	61	246	216	442	313	235	182
	90	1 739	74	250	227	464	331	252	193
	95	1 761	78	252	230	470	337	257	196
	99	1 798	85	254	236	483	348	267	202

表附录1-2　男性各体段主要长度和围径尺寸列表（二）

单位：mm

年龄/岁	百分位数	大腿长	小腿长	足长	坐高	坐姿颈椎点高	头围	胸围	腰围	臀围
18～60	1	413	324	223	836	599	525	762	620	780
	5	428	338	230	858	615	536	791	650	805
	10	436	344	234	870	624	541	806	665	820
	50	465	369	247	908	657	560	867	735	875
	90	496	396	260	947	691	580	944	859	948
	95	505	403	264	958	701	586	970	895	970
	99	523	419	272	979	719	597	1018	960	1009
18～25	1	415	327	224	841	596	526	746	610	770
	5	432	340	230	863	613	536	778	634	800
	10	440	346	234	873	622	542	792	650	814
	50	469	372	247	910	655	561	845	702	860
	90	500	399	260	951	691	580	908	771	915
	95	509	407	265	963	702	586	925	796	936
	99	532	421	273	984	718	597	970	857	974
26～35	1	414	324	223	839	600	525	772	625	780
	5	427	338	230	862	617	536	799	652	805
	10	436	345	234	874	626	541	812	669	820
	50	466	370	247	911	659	561	869	734	874
	90	495	397	261	948	692	581	939	832	941
	95	505	403	264	959	702	587	958	865	962
	99	521	420	271	983	722	597	1008	921	1000

年　龄/岁	百分位数	大腿长	小腿长	足　长	坐　高	坐姿颈椎点高	头　围	胸　围	腰　围	臀　围
36～60	1	411	322	223	832	599	525	775	640	785
	5	425	336	230	853	615	536	803	670	811
	10	434	343	233	865	625	540	820	690	830
	50	462	367	246	904	658	560	885	782	895
	90	492	393	259	941	691	580	967	900	966
	95	501	400	263	952	700	586	990	932	985
	99	518	416	271	973	719	596	1035	986	1023

注：头颈长 = 坐高 – 坐姿颈椎点；

上躯干长 = （坐高 – 头颈长）× 0.328 2 = 坐姿颈椎点高 × 0.328 2；

下躯干长 = 坐高 – 上躯干长 – 头颈长 = 坐姿颈椎点高 – 上躯干长

附录2《中国成年人人体尺寸》（GB 10000—88）中女性各体段主要长度和围径尺寸列表

表附录2-1　女性各体段主要长度和围径尺寸列表（一）

年　龄 /岁	百分位数	身高 (X_1) / mm	体重 (X_2) /kg	头颈长 /mm	上躯干长 /mm	下躯干长 /mm	上臂长 /mm	前臂长 /mm	手长 / mm
18～55	1	1499	39	226	185	378	252	185	154
	5	1484	42	230	190	389	262	193	159
	10	1503	44	232	193	394	267	198	161
	50	1570	52	238	202	415	284	213	171
	90	1640	63	243	213	435	303	229	180
	95	1689	66	244	216	441	308	234	183
	99	1697	74	245	222	453	319	242	189
18～25	1	1457	38	228	185	380	253	187	154
	5	1494	40	230	191	390	263	194	158
	10	1512	42	233	193	396	268	198	161
	50	1580	49	240	203	415	286	214	170
	90	1647	57	245	213	436	304	229	180
	95	1667	60	245	216	442	309	235	183
	99	1709	66	247	222	455	319	243	188
26～35	1	1449	39	229	185	378	253	184	154
	5	1486	42	231	190	389	263	194	159
	10	1504	44	232	193	395	267	198	162
	50	1572	51	239	203	415	285	214	171
	90	1642	62	243	213	437	304	229	181
	95	1661	65	246	216	442	309	234	184
	99	1698	72	244	222	455	320	243	189

年　龄 /岁	百分 位数	身高 （X_1）/ mm	体重 （X_2） /kg	头颈长 /mm	上躯 干长 /mm	下躯 干长 /mm	上臂长 /mm	前臂长 /mm	手长/ mm
36～55	1	1445	40	225	184	377	251	185	154
	5	1477	44	229	189	387	260	192	158
	10	1494	46	232	192	392	265	197	161
	50	1560	55	235	202	414	282	213	171
	90	1627	66	239	212	435	301	229	180
	95	1646	70	241	215	440	306	233	183
	99	1683	76	243	221	451	317	241	189

表附录2-2　女性各体段主要长度和围径尺寸列表（二）

单位：mm

年　龄 /岁	百分 位数	大腿 长	小腿 长	足　长	坐　高	坐姿颈 椎点高	头　围	胸　围	腰　围	臀　围
18～55	1	387	300	208	789	563	510	717	622	795
	5	402	313	213	809	579	520	745	659	824
	10	410	319	217	819	587	525	760	680	840
	50	438	344	229	855	617	546	825	772	900
	90	467	370	241	891	648	567	919	904	975
	95	476	376	244	901	657	573	949	950	1000
	99	494	390	251	920	675	585	1005	1025	1044
18～25	1	391	301	208	793	565	508	710	608	790
	5	406	314	213	811	581	520	735	636	815
	10	414	322	217	822	589	525	750	654	830
	50	441	346	228	858	618	546	802	724	881
	90	470	371	241	894	649	567	865	803	940
	95	480	379	244	903	658	572	885	832	959
	99	496	395	251	924	677	584	930	892	994

续 表

年龄/岁	百分位数	大腿长	小腿长	足长	坐高	坐姿颈椎点高	头围	胸围	腰围	臀围
26～35	1	385	299	207	792	563	510	718	636	792
	5	403	312	214	810	579	520	747	672	824
	10	411	319	217	820	588	525	762	691	838
	50	438	344	229	857	618	546	823	775	900
	90	467	370	241	893	650	566	907	882	970
	95	475	376	245	904	658	573	934	921	992
	99	493	389	252	921	677	585	988	993	1030
36～55	1	384	300	207	786	561	512	724	661	812
	5	399	311	213	805	576	521	760	704	843
	10	407	318	216	816	584	526	780	728	858
	50	434	341	228	851	616	547	859	836	926
	90	463	367	240	886	647	568	955	962	1001
	95	472	373	243	896	655	573	986	998	1021
	99	489	388	250	915	672	587	1036	1060	1064

注：头颈长 = 坐高 − 坐姿颈椎点 ；

上躯干长 = （坐高 − 头颈长）× 0.328 2= 坐姿颈椎点高 × 0.328 2 ；

下躯干长 = 坐高 − 上躯干长 − 头颈长 = 坐姿颈椎点高 − 上躯干长

附录3　《在产品设计中应用人体尺寸百分位数的通则》（GB/T 12985—91）

中华人民共和国国家标准
在产品设计中
应用人体尺寸百分位数的通则　GB/T 12985—91

General rules of using percentiles of

the body dimensions tor products design

1　主题内容与适用范围

本标准规定了在涉及人体尺寸的产品尺寸设计时应用人体尺寸百分位数的通则。本标准适用于工业产品设计。

2　引用标准

GB 3975 人体测量术语

GB 5703 人体测量方法

GB 10000 中国成年人人体尺寸

3　术语

3.1　使用者群体 user population

使用所设计的产品的全部人员。

3.2　人体尺寸百分位数 percentile of the body dimension

百分位数是一种位置指标、一个界值，以符号 P_k 表示。一个百分位数将群体或样本的全部观测值分为两部分，有 $K\%$ 的观测值等于和小于它，有 $(100-K)\%$ 的观测值大于它。人体尺寸用百分位数表示时，称人体尺寸百分位数。

3.3　满足度 satisfaction

指所设计的产品在尺寸上能满足多少人使用，以合适地使用的人占使用者群体的百分比表示。

3.4 功能修正量 functional correction value

为了保证实现产品的某项功能而对作为产品尺寸设计依据的人体尺寸百分位数所作的尺寸修正量。

3.5 心理修正量 psychological correction value

为了消除空间压抑感、恐惧感或为了追求美观等心理需要而作的尺寸修正量。

3.6 产品最小功能尺寸 least functional dimension of product

为了保证实现产品的某项功能而设定的产品最小尺寸。

3.7 产品最佳功能尺寸 optimum functional dimension of product

为了方便，舒适地实现产晶的某项功能而设定的产品尺寸。

4 产品尺寸设计分类

4.1 I 型产品尺寸设计

需要两个人体尺寸百分位数作为尺寸上限值和下限值的依据，称为 I 型产品尺寸设计。又称双限值设计。

4.2 II 型产品尺寸设计

只需要一个人体尺寸百分位数作为尺寸上限值或下限值的依据，称为 II 型产品尺寸设计。又称单限值设计。

4.2.1 II A 型产品尺寸设计

只需要一个人体尺寸百分位数作为尺寸上限值的依据，称为 II A 型产品尺寸设计。又称大尺寸设计。

4.2.2 II B 型产品尺寸设计

只需要一个人体尺寸百分位数作为尺寸下限值的依据，称为 II B 型产品尺寸设计。又称小尺寸设计。

4.3 III 型产品尺寸设计

只需要第 50 百分位数（P_{50}）作为产品尺寸设计的依据，称为 III 型产品尺寸设计。又称平均尺寸设计。

5　人体尺寸百分位数的选择

5.1　Ⅰ型产品尺寸设计时，对涉及人的健康、安全的产品，应选用 P_{99} 和 P_1 作为尺寸上、下限值的依据，这时满足度为98%；对于一般工业产品，选用 P_{95} 和 P_5 作为尺寸上、下限值的依据，这时满足度为90%。

5.2　ⅡA型产品尺寸设计时，对于涉及人的健康、安全的产品，应选用 P_{99} 或 P_{95} 作为尺寸上限值的依据，这时满足度为99%或95%；对于一般工业产品，选用 P_{90} 作为尺寸上限值的依据，这时满足度为90%。

5.3　ⅡB型产品尺寸设计时，对于涉及人的健康、安全的产品，应选用 P_1 或 P_5。作为尺寸下限值的依据，这时满足度为99%或95%；对于一般工业产品，选用 P_{10} 作为尺寸下限值的依据，这时满足度为90%。

5.4　Ⅲ型产品尺寸设计时，选用 P_{50} 作为产品尺寸设计的依据。

5.5　在成年男、女通用的产品尺寸设计时，根据5.1～5.3的准则，选用男性的 P_{99}、P_{95} 或 P_{90} 作为尺寸上限值的依据；选用女性的 P_1、P_5 或 P_{10} 作为尺寸下限值的依据。

6　产品功能尺寸的设定

产品最小功能尺寸 = 人体尺寸百分位数 + 功能修正量。

产品最佳功能尺寸 = 人体尺寸百分位数 + 功能修正量 + 心理修正量。

附 录 A　产品尺寸设计分类举例
（参考件）

A1　Ⅰ型产品尺寸设计

例1：在汽车驾驶员的可调式座椅的调节范围设计时，为了使驾驶员的眼睛位于最佳位置、获得良好的视野以及方便地操纵驾驶盘及踩刹车，高身材驾驶员可将座椅调低和调后，低身材驾驶员可将座椅调高和调前。因此对于座椅的高低调节范围的确定需要取眼高的 P_{90} 和 P_{10} 为上、下限值的依据；对于座椅的前后调节范围的确定需要取臀膝距的 P_{90} 和 P_{10} 为上、下限值的依据。

例2：在制订成年女鞋尺寸系列时，为了确定应该生产几个鞋号的鞋时，应取成年女子足长的 P_{95} 和 P_5 为上、下限值的依据。

A2　ⅡA 型产品尺寸设计

例1：在设计门的高度、床的长度时，只要考虑到高身材的人的需要，那么对低身材的人使用时必然不会产生问题。所以应取身高的 P_{90} 为上限值的依据。

例2：为了确定防护可伸达危险点的安全距离时，应取人的相应肢体部位的可达距离的 P_{99} 为上限值的依据。

A3　ⅡB 型产品尺寸设计

例：在确定工作场所采用的栅栏结构、网孔结构或孔板结构的栅栏间距，网、孔直径应取人的相应肢体部位的厚度的 P_1 为下限值的依据。

A4　Ⅲ型产品尺寸设计

例1：门的把手或锁孔离地面的高度、开关在房间墙壁上离地面的高度设计时，都分别只确定一个高度供不同身高的人使用，所以应平均地取肘高的 P_{50} 为产品尺寸设计的依据。

例2：当工厂由于生产能力有限，对本来应采用尺寸系列的产品只能生产其中一个尺寸规格时，也取相应人体尺寸的 P_{50} 为设计依据。

附　录　B　修正量举例
（参考件）

B1　功能修正量

B1.1　功能修正量的必要性

首先，因为 GB 10000 中的表列值均为裸体测量的结果，在产品尺寸设计而采用它们时。应考虑由于穿鞋引起的高度变化量和穿着衣服引起的围度、厚度变化量。其次，在人体测量时要求躯干采取挺直姿势，但人在正常作业时，躯干采取自然放松的姿势，因此要考虑由于姿势的不同所引起的变化量。最后是为了确保实现产品的功能所需的修正量。所有这些修正量的总计为功能修正量。

B1.2　功能修正量举例

着衣修正量：坐姿时的坐高、眼高、肩高、肘高加 6 mm，胸厚加10 mm，臀膝距加 20 mm。

穿鞋修正量：身高、眼高、肩高、肘高对男子加 25 mm，对女子加20 mm。

姿势修正量：立姿时的身高、眼高等减 10 mm；坐姿时的坐高、眼高减 44 mm。

在确定各种操纵器的布置位置时，应以上肢前展长为依据，但上肢前展长是后背至中指尖点的距离，因此对按按钮、推滑板推钮、搬动搬钮开关的不同操作功能应作如下的修正；按减 12 mm、推和搬拨减 25 m。

在设计鞋时，鞋的内底长应比足长长一些，所长出的部分称为放余量，对于不同材质、款式结构的鞋，应有不同的放余量，才能保证行走时足趾不会受"顶痛"。对鞋的尺寸设计来说，放余量就是功能修正量。各种放余量如下：

男前透空塑料凉鞋　　　　+9 mm

男橡筋布鞋　　　　　　　+10 mm

男皮便鞋　　　　　　　　+14 mm

男解放鞋 (胶鞋)　　　　+14 mm

功能修正量通常为正值，但有时也可能为负值。例如针织弹力衫的胸围功能修正量取负值.

B1.3　功能修正量的确定方法

功能修正量通常用实验方法求得。例如在确定解放鞋的功能修正量——内底放余量时，制作了一系列实验用的解放鞋，它们的内底放余量从 0 ～ +18 mm，分别让一些预挑选的、足长相同的被试者一一试穿，然后将试验结果进行统计分析，求出不感到"顶足趾"所需的放余量。

B2　心理修正量

例1：在护栏高度设计时，对于3 000～5 000 mm高的工作平台，只要栏杆高度略为超过人体重心高就不会发生因人体重心高所致的跌落事故，但对于高度更高的平台来说，操作者在这样高的平台栏杆旁时，因恐惧心理而足发"酸、软"，手掌心和腋下出"冷汗"，患恐高症的人甚至会晕倒，因此只有将栏杆高度进一步加高才能克服上述心理障碍。这项附加的加高低便属于"心理修正量"。

例2：在确定下蹲式厕所的长度和宽度时，应以下蹲长和最大下蹲宽为尺寸依据，再加上由于衣服厚度引起的尺寸增加和上厕所时所进行的必要动作引起的变化量作为功能修正量。但这时厕所的门就几乎紧挨着鼻子，使人在心理上产生一种"空间压抑感"，因此还应增加一项"心理修正量"。

例3：在B1.2的举例中，给出了各种鞋的功能修正量，但鞋类很重视款式美，这样小的放余量使鞋的造型较不美观，因此再需加上心理修正量——超长度，于是演变出了形形色色美观的鞋品种：.

a. 素头皮鞋：放余量 +14 mm，超长度 +2 mm；

b. 三节头皮鞋：放余量 + 14 mm，超长度 +11 mm；

c. 网球鞋（胶鞋）：放余量 +14 mm，超长度 + 2 mm。

心理修正量也是用实验的方法求得的。根据被试者对不同超长度的试验鞋进行试穿实验，将被试者的主观评价量表的评分结果进行统计分析，求出心理修正量。

附 录 C　产品功能尺寸设定举例
（参考件）

C1　产品最小功能尺寸

例：船舶的最低层高设计时，男子身高 P_{90} 为1 775 mm(16～35才组)，鞋跟高修正量为25 mm，高度最小余裕量为90 mm。所以，船的最低层高 = 1 775+(25+90)= 1 890 mm。

C2　产品最佳功能尺寸

例：船舶的最佳层高设计时，男子身高 P_{90} 为 1 775 mm，鞋跟高修正量为 25 mm，高度余裕量为 90 mm，高度的心理修正量为 115 mm。所以，船的最佳层高 =1 775+(25+90)+115=2 005 mm=2 000 mm。

附加说明：

本标准由全国人类工效学标准化技术委员会提出并归口。

本标准由杭州大学工业心理研究所和杭州师范学院负责起草。

本标准主要起草人奚振华、何康与。

附录4 《成年人人体惯性参数》（GB/T 17245—2004）

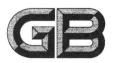

中华人民共和国国家标准

GB/T 17245—2004
代替 GB/T17245—1998

成年人人体惯性参数

Inertial parameters of adult human body

中华人民共和国国家质量监督检验检疫总局
中国国家标准化管理委员会 发布

前　言

本标准是 GB/T17245—1998《成年人人体质心》的修订版。

本标准代替 GB/T 17245—1998《成年人人体质心》。

本标准与 GB/T 17245—1998 相比主要变化如下：

——将标准名称《成年人人体质心》改为《成年人人体惯性参数》；

——增加了"人体惯性参数、人体环节转动惯量、冠状轴、矢状轴、垂直轴"等术语；

——增加了成年人人体转动惯量的有关内容；

本标准的附录 A 为规范性附录。

本标准由中国标准研究中心提出。

本标准起草单位：中国标准研究中心、清华大学、北京师范大学。

本标准主要起草人：肖惠、刘静民、滑东红、郑秀瑗、侯曼。

引　言

人体惯性参数的研究及应用是人类工效学领域有关人体测量生物力学方面重要基础性研究课题。

人体惯性参数包括：人体整体及各体段的质量、质心位置及其转动惯量，是进行人体运动及运动损伤与预防研究的基本参量，也是工效学、人类学及人体科学研究的重要组成部分，有重要的学术价值和实用背景。人体惯性参数的应用领域十分广泛，例如在人体运动影片解析中；体操、技巧、跳水等动作设计；战斗机弹射座椅设计；宇宙飞船专用假人设计和宇航员运动分析；安全设计；工厂厂房及载人器械和设备的护栏设计等均需要此参数。

本标准是在《成年人人体质心》国家标准的基础上又对相应技术成果进行进一步验证后编制而成的，更加充实、完善且更便于在各领域中推广和使用，为科研成果尽快转化为生产力创造了条件，为国民经济发展及社会进步奠定了基础。

成年人人体惯性参数

1. 范围

本标准规定了成年人人体体段划分的方法，给出了成年人人体惯性参数。

本标准适用于安全防护设备（如工业栏杆、民用阳台护栏、安全带等）的设计和形体假人、伤残人假肢的研制。也适用于机动车辆安全保护、检测及飞机应急弹射救生、人体动作分析、运动仿真等方面。

2. 规范性引用文件

下列文件中的条款通过本标准的引用而成为本标准的条款。凡是注日期的引用文件，其随后所有的修改单（不包括勘误的内容）或修订版均不适用于本标准，然而，鼓励根据本标准达成协议的各方研究是否可使用这些文件的最新版本。凡是不注日期的引用文件，其最新版本适用于本标准.

GB/T 5703 用于技术设计的人体测量基础项目 (eqv ISO 7250)

3. 术语和定义

GB/T 5703 确立的以及下列术语和定义适用于本标准。

3.1

人体惯性参数　inertial parameters of human body

人体质量、质心位置及转动惯量的总称。

3.2

人体体段（人体环段）human-body segment

把人体按骨性标志分割成若干段，每段称人体体段。

3.3

相对质量分布 distribution of relative mass

指每个人体体段的质量占人体总质量的百分比。

3.4

质心相对位置 relative position of mass center

指每个人体体段质心位置相对本体段长度的百分比。

3.5

人体体段转动惯量 rotational inertia of human—body segment

指组成人体体段的各部分质量对指定轴的转动惯量。

3.6

胸下点 substernal point

胸骨体下缘与正中矢状面的交点。

3.7

冠状轴 (x) coronal axis

指在人体呈直立姿势时，通过质心垂直于矢状面的轴，亦称 x 轴，轴正方向向左。

3.8

矢状轴 (y) sagittal axis

指在人体呈直立姿势时，人体矢状面上通过质心垂直于脊柱的轴，亦称 y 轴，轴正方向向前。

3.9

垂直轴 (z) vertical axis

指通过质心垂直于冠状轴和矢状轴组成平面的轴，亦称 z 轴，轴正方向向下。

注：当人体姿势改变时，对各人体体段仍然沿用直立姿势的轴系。

4. 人体体段划分

4.1 人体体段分界点

人体体段分界点见表1，人体体段分界点位置见图1。

4.2 人体体段划分方法

人体体段划分以明显的骨性标志为分界点，将人体分为头颈、上躯干、下躯干、左上臂、右上臂、左前臂、右前臂、左手、右手、左大腿、右大腿、左小腿、右小腿、左足、右足共15个部位。人体体段划分见图2。

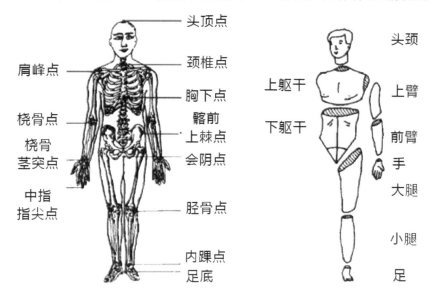

图1　人体体段分界点图　　　　　图2　人体体段划分

表1　人体体段划分分界点

体　段	体段分界点		质心测量起点
	近侧点	远侧点	
头颈	头顶点	颈椎点	头顶点
上躯干	颈椎点	胸下点	颈椎点
下躯干	胸下点	会阴点	胸下点
大腿	髂前上棘点	胫骨点	胫骨点
小腿	胫骨点	内踝点	内踝点
足	内踝点	足底	足底

续　表

体　段	体段分界点		质心测量起点
	近侧点	远侧点	
上臂	肩峰点	桡骨点	桡骨点
前臂	桡骨点	桡骨茎突点	桡骨茎突点
手	桡骨茎突点	中指指尖点	中指指尖点

注：左右对称部分，如上臂、前臂、手、大腿、小腿、足各部位，其体段分界点的名称相同

5. 人体测项目及方法

确定成年人人体惯性参数需要测量下列项目：

体重、身高、坐高、颈椎点高、肩高、桡骨点高、桡骨茎突点高、胸下点高、髂前上棘点高、会阴高、胫骨点高、内踝点高、手长、足长、手宽、足宽、头宽、肩宽、胸宽、两髂嵴点间宽、胸厚、头围、颈围、胸围、腰围、臀围、大腿围、小腿围、内踝围、上臂围、前臂围、腕围。

测量方法应符合 GB/T 5703 的规定。

6. 人体惯性参数

6.1　人体惯性参数

6.1.1　人体各体段质量、质心位置及整体质心位置的均值与标准差

男子各体段质量、质心位置及整体质心位置的均值与标准差，见表 2，女子各体段质量、质心位置及整体质心位置的均值与标准差，见表 3。计算男子各体段质量、质心位置及整体质心位置对体重、身高的二元回归方程的系数见表 A.1，多元回归方程见表 A.3；计算女子各体段质量、质心位置及整体质心位置对体重、身高的二元回归方程的系数见表 A.2，多元回归方程见表 A.4。

表2 男子各体段质量、质心位置及整体质心位置的均值与标准差

体段名称	质量或质心	均 值	标准差
头颈	*m*	5.16	0.21
	m.c	117.8	0.4
上躯干	*m*	10.07	1.01
	m.c	115.6	6.1
下躯干	*m*	16.30	2.23
	m.c	177.8	6.8
大腿	*m*	8.50	0.93
	m.c	254.5	11.5
小腿	*m*	2.20	0.37
	m.c	224.1	12.9
足	*m*	0.89	0.12
	m.c	38.2	2.0
上臂	*m*	1.46	0.18
	m.c	163.3	9.2
前臂	*m*	0.75	0.10
	m.c	136.6	7.4
手	*m*	0.38	0.07
	m.c	114.2	1.7
全躯干	*m*	26.37	3.04
	m.c	286.2	14.2
整体	*m.c*	734.2	27.2

注1：质心位置（*m.c*）是由测量起点（见表1）至体段质心的距离确定的。整体质心以头顶点为起点。

注2：质量（*m*）单位为kg，质心（*m.c*）单位为mm。

注3：表中数值为全国成年男子11 164人（18岁～60岁）的均值

表3　女子各体段质量、质心位置及整体质心位置的均值与标准差

体段名称	质量或质心	均　值	标准差
头颈	m	4.38	0.25
	$m.c$	111.8	2.9
上躯干	m	8.73	1.11
	$m.c$	107.4	6.7
下躯干	m	14.67	2.69
	$m.c$	178.7	8.7
大腿	m	7.52	1.17
	$m.c$	244.5	9.4
小腿	m	2.36	0.37
	$m.c$	197.6	12.2
足	m	0.66	0.10
	$m.c$	36.2	1.7
上臂	m	1.42	0.28
	$m.c$	151.4	11.1
前臂	m	0.61	0.11
	$m.c$	124.9	7.9
手	m	0.22	0.04
	$m.c$	115.0	3.5
全躯干	m	23.39	3.64
	$m.c$	281.4	13.6
整体	$m.c$	698.7	21.9

注1：质心位置（$m.c$）是由测量起点（见表1）至体段质心的距离确定的。整体质心以头顶点为起点。

注2：质量（m）单位为kg，质心（$m.c$）单位为mm。

注3：表中数值为全国成年女子11 150人（18岁～55岁）的均值

6.1.2　人体各体段转动惯量

成年人人体各体段和整体三维转动惯量的均值与标准差见表4、表5。

计算男子人体各体段及整体转动惯量的回归方程见表 A.5；计算女子人体各体段及整体转动惯量的回归方程见表 A.6。

表4　男子各体段和整体三维转动惯的均值与标准差

单位为千克平方毫米 (kg. mm²)

体段名称	转动惯量	均　值	标准差	变异系数
头颈	I_x	32 329	845	0.026
	I_y	33 827	1 292	0.038
	I_z	18 762	791	0.042
上躯干	I_x	114 913	16 845	0.147
	I_y	66 578	10 473	0.157
	I_z	107 599	15 243	0.142
下躯干	I_x	308 105	54 904	0.178
	I_y	277 666	46 894	0.169
	I_z	123 524	26 549	0.215
大腿	I_x	135 388	18 751	0.138
	I_y	137 902	19 114	0.139
	I_z	24 926	5 603	0.225
小腿	I_x	21 566	3 230	0.150
	I_y	21 344	3 182	0.149
	I_z	2 412	651	0.270
上臂	I_x	11 478	1 837	0.160
	I_y	11 855	1 995	0.168
	I_z	1 552	72	0.046

续 表

体段名称	转动惯量	均 值	标准差	变异系数
前臂	I_x	2 913	563	0.193
	I_y	2 821	532	0.188
	I_z	738	180	0.244
整体	I_x	9 222 809	1 695 306	0.183
	I_y	9 479 466	1 765 307	0.186
	I_z	637 993	143 725	0.225

注 1：表中提供了通过人体各体段质心的转动惯量，其中 I_x 为绕冠状轴的转动惯量；
I_y 为绕矢状轴的转动惯量；I_z 为绕垂直轴的转动惯量。

注 2：变异系数反映数据的离散程度，计算公式为：变异系数 = 标准差 / 平均值。

注 3：表中数值为全国成年男子 11 164 人 (18 岁 ~ 60 岁) 的均值

表5　女子各体段和整体三维转动惯量的均值与标准差

单位为千克平方毫米 (kg·mm²)

体段名称	转动惯量	均　值	标准差	变异系数
头颈	I_x	25 830	1 375	0.053
	I_y	25 672	1 497	0.058
	I_z	12 438	1 505	0.121
上躯干	I_x	45 073	8 306	0.184
	I_y	70 563	11 490	0.163
	I_z	58 827	11 624	0.198
下躯干	I_x	208 697	34 761	0.167
	I_y	218 926	37 442	0.171
	I_z	75 147	19 329	0.257
大腿	I_x	102 537	21 994	0.214
	I_y	105 751	23 942	0.226
	I_z	19 832	6 764	0.341
小腿	I_x	20 092	408	0.203
	I_y	20 634	4 155	0.201
	I_z	2 407	568	0.236
上臂	I_x	9 984	2 063	0.207
	I_y	9 382	1 885	0.201
	I_z	1 423	387	0.272
前臂	I_x	2 205	355	0.161
	I_y	2 139	319	0.149
	I_z	489	61	0.124

续　表

体段名称	转动惯量	均　值	标准差	变异系数
整体	I_x	7 517 344	1 350 607	0.179
	I_y	7 032 832	1 223 864	0.174
	I_z	468 254	126 309	0.270

注1：表中提供了通过人体各体段质心的转动惯量，其中 I_x 为绕冠状轴的转动惯量；
　　　I_y 为绕矢状轴的转动惯量；I_z 为绕垂直轴的转动惯量。
注2：变异系数反映数据的离散程度，计算公式为：变异系数 = 标准差 / 平均值。
注3：表中数值为全国成年男子 11 150 人 (18 岁～ 55 岁) 的均值

6.2　人体各体段的相对质量分布

人体各体段的相对质量分布见表6，M 表示男子；F 表示女子。

示例：头颈的相对质量 =(头颈质量 / 整体质量)×100%。

表6　人体各体段相对质量分布表

体段名称	性　别	相对质量 /%	体段名称	性　别	相对质量 /%
头颈	M	8.62	上臂	M	2.43
	F	8.20		F	2.66
上躯干	M	16.82	前臂	M	1.25
	F	16.35		F	1.14
下躯干	M	27.23	手	M	0.64
	F	27.48		F	0.42
大腿	M	14.19	足	M	1.48
	F	14.10		F	1.24
小腿	M	3.67			
	F	4.43			

6.3 人体各体段的质心相对位置

人体各体段的质心相对位置见表7，M表示男子；F表示女子。

示例：头颈的质心相对位置=（头颈质心至头顶距离／头颈长）×100%

大腿的质心相对位置=（大腿质心至髂前上棘点距离／大腿长）×100%。

表7　人体各体段质心相对位置表

体段名称	性　别	L_{cs}	L_{cx}	体段名称	性　别	L_{cs}	L_{cx}
头颈	M	46.9	53.1	上臂	M	47.8	52.2
	F	47.3	52.7		F	46.7	53.3
上躯干	M	53.6	46.4	前臂	M	42.4	57.6
	F	49.3	50.7		F	45.3	54.7
下躯干	M	40.3	59.7	手	M	36.6	63.4
	F	44.6	55.4		F	34.9	65.1
大腿	M	45.3	54.7	足	M	48.6	51.4
	F	44.2	55.8		F	45.1	54.9
小腿	M	39.3	60.7	整体质心	M	43.8	56.2
	F	42.5	57.5		F	44.5	55.5

注：L_{cs}指图中各体段质心上部尺寸占本体段全长的百分比。

　　　L_{cx}指图中各体段质心下部尺寸占本体段全长的百分比

附录 A
（规范性附录）
计 算 方 法

A.1 计算人体各体段质量、质心位置及整体质心位置的回归方程

A.1.1 根据体重、身高计算各体段质量、质心位置和整体质心的二元回归方程

　　根据体重、身高计算男子各体段质量、质心位置和整体质心位置的二元回归方程系数，见表 A.1。根据体重、身高计算女子各体段质量、质心位置和整体质心位置的二元回归方程系数，见表 A.2。

表A.1　男子各体段质量、质心位置和整体质心位置对体重(X_1)身高(X_2)的二元回归方程系数表

体段名称	质量或质心 Y	回归方程常数项 B_0	体重的回归系数 B_1	身高的回归系数 B_2	复相关系数 R
头颈	m	2.954 0	0.040 0	0.000 1	0.435
	$m.c$	69.400 0	0.510 0	0.013 0	0.406
上躯干	m	−5.001 0	0.111 0	0.005 0	0.556
	$m.c$	−66.650 0	−0.330 0	0.121 0	0.481
下躯干	m	2.286 0	0.298 0	−0.002 7	0.729
	$m.c$	40.370 0	−0.120 0	0.087 0	0.435
大腿	m	−0.093 0	0.152 0	−0.000 4	0.756
	$m.c$	−122.520 0	−0.310 0	0.235 0	0.808
小腿	m	−0.834 0	0.061 0	−0.000 2	0.735
	$m.c$	23.470 0	0.500 0	0.095 0	0.520
足	m	−0.715 0	0.006 0	0.000 7	0.813
	$m.c$	35.130 0	−0.020 0	0.003 0	0.377

体段名称	质量或质心 Y	回归方程常数项 B_0	体重的回归系数 B_1	身高的回归系数 B_2	复相关系数 R
上臂	m	−0.323 0	0.030 0	0.000 1	0.598
	$m.c$	15.150 0	0.160 0	0.080 0	0.507
前臂	m	−0.277 0	0.016 0	0.000 1	0.582
	$m.c$	12.940 0	0.450 0	0.054 0	0.514
手	m	−0.424 0	0.003 0	0.000 4	0.780
	$m.c$	71.620 0	0.340 0	0.013 0	0.509
整体	$m.c.$	−32.297 5	−0.444 3	0.478 0	0.833

注：回归方程为 $Y=B_0+B_1X_1+B_2X_2$。

质量（m）、体重单位为 kg，身高单位为 mm。

质心位置（$m.c$）是从测量起点（见表 1）至体段质心的距离，单位为 mm。

整体质心起点为头顶点

表A.2　女子各体段质量、质心位置和整体质心位置对体重(X_1)身高(X_2)的二元回归方程系数表

体段名称	质量或质心 Y	回归方程常数项 B_0	体重的回归系数 B_1	身高的回归系数 B_2	复相关系数 R
头颈	m	1.605 0	0.024 0	0.000 9	0.459
	$m.c$	64.300 0	0.320 0	0.021 0	0.391
上躯干	m	−9.672 0	0.113 0	0.007 7	0.559
	$m.c$	3.890 0	0.360 0	0.061 0	0.540
下躯干	m	−9.440 0	0.261 0	0.005 5	0.790
	$m.c$	−87.080 0	−0.610 0	0.183 0	0.642
大腿	m	−3.193 0	0.145 0	0.002 2	0.755
	$m.c$	63.700 0	0.040 0	0.114 0	0.390
小腿	m	−2.702 0	0.042 0	0.001 8	0.737
	$m.c$	−43.570 0	0.350 0	0.141 0	0.776

续　表

体段名称	质量或质心 Y	回归方程常数项 B_0	体重的回归系数 B_1	身高的回归系数 B_2	复相关系数 R
足	m	−0.684 0	0.010 0	0.000 6	0.484
	$m.c$	−0.590 0	0.150 0	0.019 0	0.448
上臂	m	1.121 0	0.039 0	−0.001 1	0.744
	$m.c$	26.710 0	0.460 0	0.064 0	0.418
前臂	m	−0.288 0	0.014 0	0.000 1	0.720
	$m.c$	56.780 0	0.620 0	0.019 0	0.498
手	m	−0.003 0	0.002 0	0.000 1	0.249
	$m.c$	84.060 0	0.300	0.009 0	0.303
整体	$m.c.$	−95.146 7	−0.545 7	0.531 1	0.921

注：回归方程为：$Y=B_0+B_1X_1+B_2X_2$。
　　质量（m）、体重单位为 kg，身高单位为 mm。
　　质心位置（$m.c$）是从测量起点（见表 1）至体段质心的距离，单位为 mm。
　　整体质心起点为头顶点

A.1.2　根据逐步回归方法计算各体段质量、质心位置及整体质心位置的多元回归方程

　　根据逐步回归方法计算男子各体段质量、质心位置及整体质心位置的多元回归方程系数、复相关系数，见表 A.3。

　　根据逐步回归方法计算女子各体段质量、质心位置及整体质心位置的多元回归方程系数复相关系数，见表 A.4。

A.1.3　根据体重、身高计算各体段和整体转动惯量的回归方程

　　根据体重、身高计算男子各体段和整体转动惯量的二元回归方程系数见表 A.5。

　　根据体重、身高计算女子各体段和整体转动惯量的二元回归方程系数见表 A.6。

表A.3　男子各体段质量、质心位置及整体质心位置的多元回归方程系数和复相关系数

体段名称	质量或质心 Y	B_0	B_1	X_1	B_2	X_2	B_3	X_3	B_4	X_4	B_5	X_5	B_6	X_6	B_7	X_7	复相关系数 R
头颈	m	-3.464 8	-0.009 8	体重	0	身高	0.008 1	头颈长	0.007 3	头围	0.007 9	颈围	0.002 3	头宽			0.430 7
	$m.c$	13.477 0	0	体重	0	身高	0.148 0	头颈长	0	头围	0.210 7	颈围	-0.042 8	头宽			0.468 6
上躯干	m	-8.638 8	0.021 8	体重	0	身高	0.047 7	上躯干长	0.010 4	胸围	-0.023 0	胸宽	0.021 6	胸厚	0	坐高	0.893 1
	$m.c$	-22.811 3	0.127 8	体重	0.054 0	身高	0.573 3	上躯干长	0.081 0	胸围	-0.104 0	胸宽	-0.127 4	胸厚	-0.106 8	坐高	0.981 4
下躯干	m	-12.961 8	0.130 6	体重	0	身高	0.027 7	下躯干长	0.012 6	腰围							0.775 1
	$m.c$	-58.211 8	-0.595 9	体重	0.052 4	身高	0.314 9	下躯干长	0.060 0	腰围							0.764 4
大腿	m	-8.076 0	0.056 1	体重	0.005 9	身高	-0.004 5	大腿长	0.006 2	臂围							0.744 8
	$m.c$	-30.331 5	0	体重	0.132 2	身高	0.205 6	大腿长	-0.043 0	臂围							0.863 5

续 表

体段名称	质量或质心 Y	B_0	B_1	X_1	B_2	X_2	B_3	X_3	B_4	X_4	B_5	X_5	B_6	X_6	B_7	X_7	复相关系数 R
小腿	m	−2.950 9	0.017 0	体重	−0.001 3	身高	0.007 4	小腿长	0.005 3	小腿围	0.008 6	踝上围					0.910 3
小腿	m.c	118.145 0	1.167 9	体重	−0.060 8	身高	0.590 2	小腿长	−0.233 7	小腿围	0	踝上围					0.886 1
足	m	−0.445 3	0.011 4	体重	0.000 5	身高	−0.000 5	足长	0.001 3	踝上围	−0.003 1	足宽					0.854 2
足	m.c	33.251 3	−0.278 8	体重	0	身高	0.046 0	足长	0	踝上围	0.112 6	足宽					0.225 7
上臂	m	0.615 2	0.017 6	体重	−0.002 0	身高	0.010 2	上臂长	0	上臂围							0.655 0
上臂	m.c	53.257 3	0.218 1	体重	−0.061 0	身高	0.722 5	上臂长	−0.098 4	上臂围							0.795 8

续　表

体段名称	质量或质心 Y	B_0	B_1	X_1	B_2	X_2	B_3	X_3	B_4	X_4	B_5	X_5	B_6	X_6	B_7	X_7	复相关系数 R
前臂	m	−1.900 8	−0.005 7	体重	0.000 3	身高	0.001 8	前臂长	0.007 2	前臂围	0.001 5	腕围					0.793 4
	$m.c$	−40.535 0	0	体重	0.062 1	身高	0.300 5	前臂长	0.330 3	前臂围	−0.509 6	腕围					0.777 4
手	m	−0.128 6	0.007 0	体重	0.000 3	身高	−0.000 4	手长	−0.003 5	手宽							0.840 2
	$m.c$	76.327 8	0	体重	0	身高	0.081 8	手长	0.321 6	手宽							0.402 0
全躯干	m	−13.930 0	0.201 2	体重	0.006 6	身高	0.008 8	全躯干长	0	胸围	0.015 6	腰围	0	坐高			0.753 7
	$m.c$	−6.859 0	0	体重	0.103 3	身高	0.364 7	全躯干长	−0.149 3	胸围	0.170 1	腰围	−0.125 7	坐高			0825 2
整体	$m.c$	192.371 2	1.742 5	体重	0.384 0	身高	−0.238 4	腰围	−0.024 6	臂围							0.892 0

续表

体段名称	质量或质心 Y	B_0	X_1	B_1	X_2	B_2	X_3	B_3	X_4	B_4	X_5	B_5	X_6	B_6	X_7	B_7	复相关系数 R

注：头颈长＝身高－颈椎点高

前臂长＝全臂长－上臂长

手长＝上肢长－全臂长

上躯干长＝（坐高－头颈长）×0.328 2（当没有胸下点高数据时可用这个公式计算；如果有胸下点高数据则采用公式：上躯干长＝颈椎点高－胸下点高）

下躯干长＝坐高－上躯干长－头颈长

全躯干长＝坐高－头颈长

$Y=B_0+B_1X_1+B_2X_2+B_3X_3+B_4X_4+B_5X_5+B_6X_6+B_7X_7$

质量单位为 kg，体重单位为（m），质心（$m.c$）及人体尺寸单位为 mm

表A.4　女子各体段质量、质心位置及整体质心位置的多元回归方程系数和复相关系数

体段名称	质量或质心Y	B_0	B_1	X_1	B_2	X_2	B_3	X_3	B_4	X_4	B_5	X_5	B_6	X_6	B_7	X_7	复相关系数R
头颈	m	−3.828 4	0.009 0	体重	0.000 7	身高	0.003 9	头颈长	0.001 9	头围	0.003 8	颈围	0.023 3	头宽			0.663 6
头颈	$m.c$	34.491 2	0.183 5	体重	0.020 8	身高	0.046 2	头颈长	0	头围	0.038 2	颈围	0.084 6	头宽			0.436 0
上躯干	m	−0.420 5	0.117 3	体重	0	身高	0.024 7	上躯干长	0	胸围	0	胸宽	0.011 2	胸厚	−0.004 9	坐高	0.873 2
上躯干	$m.c$	−48.023 7	0	体重	−0.027 3	身高	0.600 4	上躯干长	0.015 2	胸围	−0.065 9	胸宽	0.143 8	胸厚	0.059 2	坐高	0.955 8
下躯干	m	−11.163 3	0.188 6	体重	0	身高	0.054 2	下躯干长	0.012 9	腰围	0.008 5	两髂间棘宽	−0.020 9	坐高			0.895 3
下躯干	$m.c$	−107.211 0	−0.838 3	体重	0.027 3	身高	0.554 5	下躯干长	0.050 3	腰围	0.078 7	两髂间棘宽	0	坐高			0.881 1

续 表

体段名称	质量或质心Y	B_0	B_1	X_1	B_2	X_2	B_3	X_3	B_4	X_4	B_5	X_5	B_6	X_6	B_7	X_7	复相关系数R
大腿	m	-8.5630	0.0684	体重	0	身高	0.0095	大腿长	0	臂围	0.0160	大腿围					0.8568
大腿	$m.c$	-69.0790	-0.594	体重	0.0967	身高	0.1852	大腿长	0.1205	臂围	0	大腿围					0.7893
小腿	m	-2.2626	0.0243	体重	-0.0018	身高	0.0109	小腿长	0.0027	小腿围	0.0076	踝上围					0.8667
小腿	$m.c$	42.7725	-1.0993	体重	0	身高	0.6250	小腿长	0.2379	小腿围	-0.3942	踝上围					0.5287
足	m	-1.2892	0	体重	0	身高	0.0023	足长	0.0071	踝上围	0	足宽					0.6431
足	$m.c$	-13.5328	0	体重	0.0182	身高	0	足长	0.0700	踝上围	0.0805	足宽					0.4918

续表

体段名称	质量或质心Y	B_0	B_1	X_1	B_2	X_2	B_3	X_3	B_4	X_4	B_5	X_5	B_6	X_6	B_7	X_7	复相关系数R
上臂	m	-2.0544	0.0085	体重	-0.00009	身高	0.0091	上臂长	0.0074	上臂围							0.8475
上臂	m.c	-104.494	-0.8089	体重	0	身高	0.8652	上臂长	0.2041	上臂围							0.7252
前臂	m	-1.4586	0	体重	0	身高	0.0024	前臂长	0.0043	前臂围	0.0041	腕围					0.8477
前臂	m.c	-14.6045	0	体重	-0.0104	身高	0.6400	前臂长	0.1648	前臂围	-0.1225	腕围					0.9614
手	m	-0.4869	0	体重	0	身高	0.0036	手长	0.0020	手宽							0.6729
手	m.c	31.1977	0	体重	0	身高	0.4028	手长	0.2043	手宽							0.6409

续 表

体段名称	质量或质心 Y	B_0	B_1	X_1	B_2	X_2	B_3	X_3	B_4	X_4	B_5	X_5	B_6	X_6	B_7	X_7	复相关系数 R
全躯干	m	−21.445 6	0.258 3	体重	0.005 3	身高	0.028 6	全躯干长	0.008 4	胸围	0.012 9	腰围	−0.012 4	坐高			0.878 4
全躯干	$m.c$	−138.061 0	−0.453 1	体重	0.052 6	身高	0.383 6	全躯干长	0.033 0	胸围	0.064 5	腰围	0.060 6	坐高			0.943 9
整体	$m.c$	−186.860 9	−1.209 3	体重	0.532 9	身高	0.136 5	腰围		臂围		腰围					0.930

注：头颈长＝身高－颈椎点高
前臂长＝全臂长－上臂长
手长＝上肢长－全臂长
上躯干长＝（坐高－头颈长）×0.328 2（当没有胸下点高数据时用这个公式计算；如果有胸下点高数据则可用这个公式计算：上躯干长＝颈椎点高－胸下点高）
下躯干长＝坐高－上躯干长－头颈长
全躯干长＝坐高－头颈长
$Y=B_0+B_1X_1+B_2X_2+B_3X_3+B_4X_4+B_5X_5+B_6X_6+B_7X_7$
质量（m）、质心（m.c）及人体尺寸单位为 mm
体重单位为 kg

表A.5　男子各体段及整体转动惯量对体重（X_1）、身高（X_2）的二元回归方程系数

体　段	转动惯量	回归方程常数项 B_0	体重的回归系数 B_1	身高的回归系数 B_2	复相关系数 R
头颈	I_x	27 149.4	−115.8	7.22	0.126
	I_y	25 082.1	−177.3	11.54	0.197
	I_z	18 641.0	−105.0	3.82	0.190
上躯干	I_x	−234 173.2	1 181.0	165.88	0.550
	I_y	−143 387.9	772.6	97.55	0.518
	I_z	−51 335.7	1 702.4	33.95	0.475
下躯干	I_x	−187 498.0	6 343.1	68.94	0.545
	I_y	−174 836.1	5 339.4	79.08	0.505
	I_z	69 927.7	3 448.5	−91.15	0.659
大腿	I_x	−370 537.7	428.4	286.21	0.834
	I_y	−366 488.9	554.9	280.78	0.831
	I_z	6 527.0	716.5	−14.61	0.674
小腿	I_x	−30 104.4	299.0	20.12	0.461
	I_y	−29 916.4	293.0	20.09	0.459
	I_z	−1 777.6	79.2	−0.33	0.615
上臂	I_x	−18 962.4	165.6	12.23	0.525
	I_y	−20 439.4	183.1	12.71	0.552
	I_z	−195.3	3.4	0.92	0.237
前臂	I_x	−8 113.5	42.9	5.04	0.677
	I_y	−7 438.3	41.3	4.64	0.648
	I_z	−627.9	21.4	0.05	0.474

续　表

体　　段	转动惯量	回归方程常数项 B_0	体重的回归系数 B_1	身高的回归系数 B_2	复相关系数 R
整体	I_x	−27 319 232.8	116 892.8	17 786.9	0.935
	I_y	−25 397 472.8	130 503.9	16 396.1	0.971
	I_z	−290 702.3	17 514.8	−71.82	0.988

注1：回归方程为：$I_i=B_0+B_1X_1+B_2X_2$（$i=x,\ y,\ z$），X_1 单位为 kg，X_2 单位为 mm。
注2：计算整体转动惯量时手、足按质点计算。
注3：表中提供了通过人体各体段质心的转动惯量，单位为 kg·mm²。
其中 I_x 为绕冠状轴的转动惯量，I_y 为绕矢状轴的转动惯量，I_z 为绕垂直轴的转动惯量

表A.6　女子各体段及整体转动惯量对体重（X_1）、身高（X_2）的二元回归方程系数

体　　段	转动惯量	回归方程常数项 B_0	体重的回归系数 B_1	身高的回归系数 B_2	复相关系数 R
头颈	I_x	−6 631.2	92.1	17.59	0.465
	I_y	−1 495.3	145.8	12.43	0.411
	I_z	16 474.9	214.8	−9.73	0.506
上躯干	I_x	−64 145.9	964.9	37.34	0.738
	I_y	−87 546.5	1 312.1	56.88	0.765
	I_z	−21 512.5	1 533.5	0	0.777
下躯干	I_x	160 819.0	4 869.9	−131.91	0.546
	I_y	234 318.0	5 304.5	−186.66	0.575
	I_z	15 843.4	2 670.1	−51.3	0.762
大腿	I_x	−192 693.4	2 537.4	103.31	0.926
	I_y	−162 226.5	2 920.0	73.21	0.908
	I_z	19 736.3	954.8	−31.77	0.626

体　段	转动惯量	回归方程常数项 B_0	体重的回归系数 B_1	身高的回归系数 B_2	复相关系数 R
小腿	I_x	−62 188.5	357.8	40.44	0.825
	I_y	−58 860.9	385.9	37.73	0.811
	I_z	−1 516.6	74.9	0	0.612
上臂	I_x	−14 768.9	247.0	7.52	0.748
	I_y	−15 556.3	218.7	8.58	0.751
	I_z	−1 254.1	51.1	0	0.695
前臂	I_x	−7 242.9	14.8	5.52	0.729
	I_y	−6 308.8	13.7	4.92	0.686
	I_z	−1 286.7	0	1.13	0.380
整体	I_x	−17 803 583.7	119 576.60	11 939.0	0.952
	I_y	−17 309 877.5	129 946.20	11 468.6	0.964
	I_z	−241 653.3	16 962.25	−113.756	0.978

注 1：回归方程为：$I_i = B_0 + B_1 X_1 + B_2 X_2$（$i = x$，$y$，$z$），$X_1$ 单位为 kg，X_2 单位为 mm。
注 2：计算整体转动惯量时手、足按质点计算。
注 3：表中提供了通过人体各体段质心的转动惯量，单位为 kg·mm²。
其中 I_x 为绕冠状轴的转动惯量，I_y 为绕矢状轴的转动惯量，I_z 为绕垂直轴的转动惯量

附录5 各体段主要参数尺寸查询系统界面

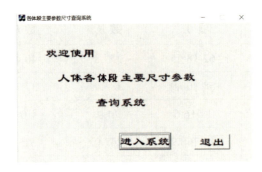

图附录 5-1 查询首页

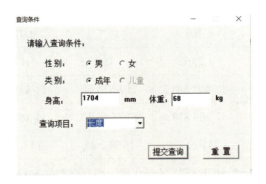

图附录 5-2 查询条件和查询项目

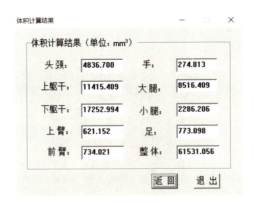

图附录 5-3 各体段体积查询结果

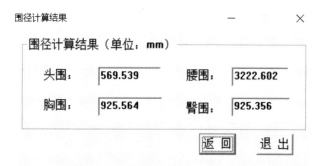

图附录 5-4　各环节围径尺寸查询结果

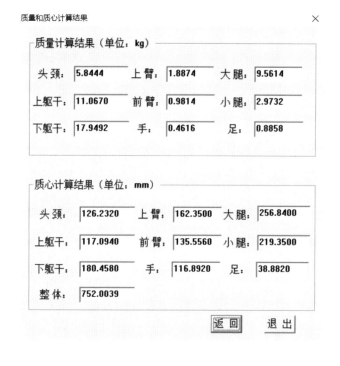

图附录 5-5　各体段质量和质心尺寸查询结果

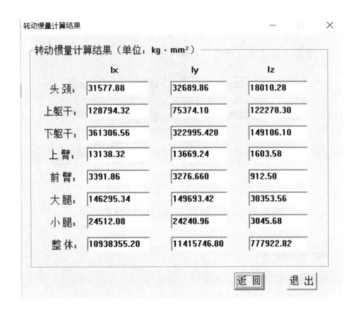

图附录 5-6　各体段转动惯量尺寸查询结果

附录6　正态分布表

$\varphi(u)$	0.00	0.01	0.02	0.03	0.04	0.05	0.06	0.07	0.08	0.09
0.0	0.500 0	0.504 0	0.508 0	0.512 0	0.516 0	0.519 9	0.523 9	0.527 9	0.531 9	0.535 9
0.1	0.539 8	0.543 8	0.547 8	0.551 7	0.555 7	0.559 6	0.563 6	0.567 5	0.571 4	0.575 3
0.2	0.579 3	0.583 2	0.587 1	0.591 0	0.594 8	0.598 7	0.602 6	0.606 4	0.610 3	0.614 1
0.3	0.617 9	0.621 7	0.625 5	0.629 3	0.633 1	0.636 8	0.640 6	0.644 3	0.648 0	0.651 7
0.4	0.655 4	0.659 1	0.662 8	0.666 4	0.670 0	0.673 6	0.677 2	0.680 8	0.684 4	0.687 9
0.5	0.691 5	0.695 0	0.698 5	0.701 9	0.705 4	0.708 8	0.712 3	0.715 7	0.719 0	0.722 4
0.6	0.725 7	0.729 1	0.732 4	0.735 7	0.738 9	0.742 2	0.745 4	0.748 6	0.751 7	0.754 9
0.7	0.758 0	0.761 1	0.764 2	0.767 3	0.770 3	0.773 4	0.776 4	0.779 4	0.782 3	0.785 2
0.8	0.788 1	0.791 0	0.793 9	0.796 7	0.799 5	0.802 3	0.805 1	0.807 8	0.810 6	0.813 3
0.9	0.815 9	0.818 6	0.821 2	0.823 8	0.826 4	0.828 9	0.831 5	0.834 0	0.836 5	0.838 9
1.0	0.841 3	0.843 8	0.846 1	0.848 5	0.850 8	0.853 1	0.855 4	0.857 7	0.859 9	0.862 1
1.1	0.864 3	0.866 5	0.868 6	0.870 8	0.872 9	0.874 9	0.877 0	0.879 0	0.881 0	0.883 0
1.2	0.884 9	0.886 9	0.888 8	0.890 7	0.892 5	0.894 4	0.896 2	0.898 0	0.899 7	0.901 5
1.3	0.903 2	0.904 9	0.906 6	0.908 2	0.909 9	0.911 5	0.913 1	0.914 7	0.916 2	0.917 7
1.4	0.919 2	0.920 7	0.922 2	0.923 6	0.925 1	0.926 5	0.927 8	0.929 2	0.930 6	0.931 9
1.5	0.933 2	0.934 5	0.935 7	0.937 0	0.938 2	0.939 4	0.940 6	0.941 8	0.943 0	0.944 1
1.6	0.945 2	0.946 3	0.947 4	0.948 4	0.949 5	0.950 5	0.951 5	0.952 5	0.953 5	0.954 5
1.7	0.955 4	0.956 4	0.957 3	0.958 2	0.959 1	0.959 9	0.960 8	0.961 6	0.962 5	0.963 3
1.8	0.964 1	0.964 8	0.965 6	0.966 4	0.967 1	0.967 8	0.968 6	0.969 3	0.970 0	0.970 6
1.9	0.971 3	0.971 9	0.972 6	0.973 2	0.973 8	0.974 4	0.975 0	0.975 6	0.976 2	0.976 7

续 表

$\varphi(\mu)$	0.00	0.01	0.02	0.03	0.04	0.05	0.06	0.07	0.08	0.09
2.0	0.977 2	0.977 8	0.978 3	0.978 8	0.979 3	0.979 8	0.980 3	0.980 8	0.981 2	0.981 7
2.1	0.982 1	0.982 6	0.983 0	0.983 4	0.983 8	0.984 2	0.984 6	0.985 0	0.985 4	0.985 7
2.2	0.986 1	0.986 4	0.986 8	0.987 1	0.987 4	0.987 8	0.988 1	0.988 4	0.988 7	0.989 0
2.3	0.989 3	0.989 6	0.989 8	0.990 1	0.990 4	0.990 6	0.990 9	0.991 1	0.991 3	0.991 6
2.4	0.991 8	0.992 0	0.992 2	0.992 5	0.992 7	0.992 9	0.993 1	0.993 2	0.993 4	0.993 6
2.5	0.993 8	0.994 0	0.994 1	0.994 3	0.994 5	0.994 6	0.994 8	0.994 9	0.995 1	0.995 2
2.6	0.995 3	0.995 5	0.995 6	0.995 7	0.995 9	0.996 0	0.996 1	0.996 2	0.996 3	0.996 4
2.7	0.996 5	0.996 6	0.996 7	0.996 8	0.996 9	0.997 0	0.997 1	0.997 2	0.997 3	0.997 4
2.8	0.997 4	0.997 5	0.997 6	0.997 7	0.997 7	0.997 8	0.997 9	0.997 9	0.998 0	0.998 1
2.9	0.998 1	0.998 2	0.998 2	0.998 3	0.998 4	0.998 4	0.998 5	0.998 5	0.998 6	0.998 6
3.0	0.998 7	0.999 0	0.999 3	0.999 5	0.999 7	0.999 8	0.999 8	0.999 9	0.999 9	1.000 0

注：本表最后一行自左至右依次是 $\varphi(3.0)$，…，$\varphi(3.9)$ 的值。

后　记

　　本书是作者在高校从事人性化设计相关教学和科研工作长达13年的成果。漫漫科研路，实属不易。经过13年的积累，终于在2020年6月第一次获得广东省哲学社会科学规划一般项目（GD20CJY53）立项支持。还要感谢近几年获得的几个项目的资助：广东省教育科学"十三五"规划项目（419Q150），广东高校省级重点平台和重大科研项目（特色创新类项目）（2018GXJK239），四川省教育厅人文社科重点研究基地"工业设计产业研究中心"一般项目（GYSJ17-009），广东省高等教育教学改革类项目（SJY202002）。正是因为有了这些基金的支持，才坚定了我继续研究的信心和决心。

　　本书的出版得到了四川大学周兵副教授和林大全教授的悉心指导。周老师和蔼可亲，治学严谨，他所培养的探索精神和对事业不断追求的人生态度将是我人生宝贵的精神财富。林大全教授已经走了，但是他在辐照仿真人体模型、安全仿真人体模型和医用仿真人体模型等方面为国家做出了突出贡献。林教授渊博的学识、敏锐的洞察力、务实的工作作风、诲人不倦的精神，将会影响我的一生。在此借本书的出版，怀念林教授，并祝周教授身体健康，生活幸福！

　　感谢我最伟大的父母的养育之恩，感谢我的家人对我的关心以及经济上的支持，感谢我先生沈伟锋对我的关心与帮助，感谢所有支持和帮助过我的老师、同学和朋友！感谢我的师兄王刚给我的指导，感谢广东工业大学陆定邦教授和学生张志勇给我的帮助和支持，也向所有被引用图片和资料的作者致谢。

　　由于作者水平和学识有限，书中难免存在不妥之处，真诚希望专家学者批评指正。

张春红

2021 年 4 月